高等学校医学规划教材
（供临床、全科、基础、预防、护理、口腔、检验、药学等专业用）

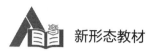 新形态教材

医学寄生虫学实验指导

Yixue Jishengchongxue
Shiyan Zhidao

主　编　黄慧聪
副主编　彭鸿娟　方　强　张青峰　刘文权
编　委　（以姓氏笔画为序）

王　飞	同济大学	方　强	蚌埠医学院
刘　涵	温州医科大学	刘文权	温州医科大学
许　静	苏州大学	闫宝龙	温州医科大学
邹伟浩	南方医科大学	张青锋	同济大学
陈　琳	南京医科大学	陈金铃	南通大学
季旻珺	南京医科大学	赵　威	温州医科大学
诸葛青云	温州医科大学	黄慧聪	温州医科大学
彭鸿娟	南方医科大学	谭　峰	温州医科大学

U0338808

高等教育出版社·北京

内容提要

本实验教材包括实验总则、医学寄生虫学基础实验、医学寄生虫学综合性实验及附录，同时配套有数字课程资源，包括实验 PPT、复习思考题答案。第一部分实验总则介绍了实验室规则、寄生虫感染的实验诊断和光学显微镜的使用；第二部分基础实验介绍了原虫、蠕虫和医学节肢动物等常见寄生虫的标本观察和实验操作；第三部分综合性实验介绍了寄生虫感染动物模型的建立、保种、病原学检查、免疫学检查及分子生物学等综合检查方法，特别注重各类实验方法的实用性，及其对临床疾病的诊断和流行病学调查的参考价值。本实验教材按照学习要求，凝练学习要点，通过学习内容的具体实施和操作，辅以作业及复习思考，可以提高学生的临床实践能力，评估学生对所学知识的掌握程度，加强学生的基础理论知识和技能操作的结合。本教材适用于医学相关专业的学生和寄生虫学的科研人员参考使用。

图书在版编目（CIP）数据

医学寄生虫学实验指导 / 黄慧聪主编 . -- 北京：高等教育出版社，2022.2

供临床、全科、基础、预防、护理、口腔、检验、药学等专业用

ISBN 978-7-04-057660-3

Ⅰ．①医… Ⅱ．①黄… Ⅲ．①医学 - 寄生虫学 - 实验 - 医学院校 - 教学参考资料 Ⅳ．① R38-33

中国版本图书馆 CIP 数据核字（2022）第 012648 号

| 策划编辑 | 初 瑞 | 责任编辑 | 杨利平 | 封面设计 | 李卫青 | 责任印制 | 存 怡 |

出版发行	高等教育出版社	网　　址	http://www.hep.edu.cn
社　　址	北京市西城区德外大街4号		http://www.hep.com.cn
邮政编码	100120	网上订购	http://www.hepmall.com.cn
印　　刷	北京市艺辉印刷有限公司		http://www.hepmall.com
开　　本	787mm×1092mm　1/16		http://www.hepmall.cn
印　　张	9.25		
字　　数	234 千字	版　　次	2022 年 2 月第 1 版
购书热线	010-58581118	印　　次	2022 年 2 月第 1 次印刷
咨询电话	400-810-0598	定　　价	22.00元

数字课程（基础版）

医学寄生虫学实验指导

主编　黄慧聪

登录方法：

1. 电脑访问 http://abook.hep.com.cn/57660，或手机扫描下方二维码、下载并安装 Abook 应用。
2. 注册并登录，进入"我的课程"。
3. 输入封底数字课程账号（20 位密码，刮开涂层可见），或通过 Abook 应用扫描封底数字课程账号二维码，完成课程绑定。
4. 点击"进入学习"，开始本数字课程的学习。

课程绑定后一年为数字课程使用有效期。如有使用问题，请点击页面右下角的"自动答疑"按钮。

医学寄生虫学实验指导

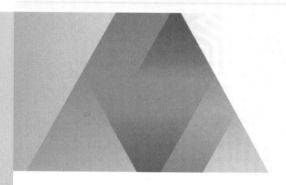

《医学寄生虫学实验指导》数字课程与纸质教材一体化设计，紧密配合。数字课程包括实验PPT、复习思考题答案，可供学习《医学寄生虫学实验指导》课程的师生根据实际需求选择使用，也可供相关工作的读者参考使用。

| 用户名： | 密码： | 验证码： | 5360 忘记密码？ | 登录 | 注册 |

http://abook.hep.com.cn/57660

扫描二维码，下载Abook应用

　　"医学寄生虫学"既是一门形态科学，又是一门实验性科学，是医学专业基础课程之一。本教材适用于临床医学、全科医学、基础医学、预防医学、护理学、口腔医学、医学检验技术、药学、医学影像学、中医学、麻醉学等医学类专业，也可作为临床医务工作者、疾病控制与卫生防疫人员和科研人员的参考书。

　　《医学寄生虫学实验指导》是《医学寄生虫学》第2版的配套教材，其内容包括三个部分和附录。其目的首先是配合《医学寄生虫学》第2版对所学基本理论知识进行验证、复习、巩固，加深理解和训练基本技能；其次是培养思考问题、分析问题和解决问题的能力；第三是加强综合素质、创新思维和创新能力的培养。医学寄生虫学实验作为病原生物学课程的重要组成部分，与课堂讲授相辅相成，要求必须充分重视，实验前应做好准备，实验时要集中精力，严肃认真、实事求是地完成各项实验内容，以便更好地掌握理论知识和基本技能，养成科学的工作态度，培养独立工作和分析问题的能力，为专业课程的学习打下良好的基础。为了实现上述目的和要求，实验时学生在教师指导下，通过观察标本、操作实验、绘图及记录，分析和撰写调查报告，联系社会实际，结合课堂理论，写出实验报告。

　　作为基础和临床实践中技术性很强的专业技能，《医学寄生虫学实验指导》整理了医学寄生虫学实验的内容和方法。第一部分实验总则，主要介绍实验室规则和实验操作相关事宜；第二部分为基础实验，内容及编排顺序参照《医学寄生虫学》第2版，整理合并为6个基础实验；第三部分为综合性实验，内容涵盖病原学检查、免疫学检查和分子生物学检查，涉及动物模型建立、标本制作（诊断或病理标本）、体外培养及保种等内容，各校可根据具体情况进行选择使用。附录为常用的标本的处理和溶剂配制，供学生及相关实验工作人员进行科研活动参考。

　　在本教材编写过程中，主要参考了《人体寄生虫学实验指导》第3版（李朝品、程彦斌主编）、《临床寄生虫学检验实验指导》（夏超明主编）、《人体寄生虫学彩色图谱》

（周怀瑜、刘登宇、彭鸿娟主编）、《人体寄生虫学》第 9 版（诸欣平、苏川主编）等，在此表示衷心感谢。全体编写人员为本书的编写付出了辛勤的劳动，在此一并表示感谢，由于编者水平、时间等限制，书中瑕疵在所难免，恳请读者批评指正。

编　者

2021 年 3 月

目 录

第一部分 实 验 总 则

第二部分 医学寄生虫学基础实验

第三部分　医学寄生虫学综合性实验

附 录

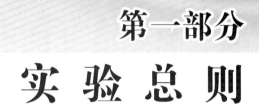

第一部分

实验总则

第一章
实验室规则

医学寄生虫学实验是医学寄生虫学的重要内容，也是专业实践技能培养的重要组成部分，其目的是让学生们通过实验来巩固和加深对医学寄生虫学理论知识的理解，掌握和熟悉寄生虫的形态结构；并能初步掌握寄生虫学的基本操作和基本技能，掌握实验观察的基本方法；继而培养实事求是的科学作风和独立工作能力，为今后从事寄生虫病的临床诊断、科学防治和科研工作打下良好的基础。

在进行医学寄生虫学实验时，应严肃认真，小心细致，严格遵照实验操作规则，因为操作对象部分是具有传染性的寄生虫，需严防自身感染，杜绝病原体传播，保证安全，提高实验效果，保证教学质量。在做实验时，学生们应遵守的规则如下：

一、实验前

1. 实验课前按照教学进度提前预习实验内容，熟悉实验目的，了解主要操作方法，及时准备实验相关用品和自备材料。

2. 严守课堂纪律，不迟到、不早退，不无故缺席，有病或有事应向任课教师请假。实验室内要保持清洁、肃静，关闭手机和其他电子产品。禁止高声谈笑。进入实验室一律穿白大衣。非必需物品不准带入实验室，必要的文具、笔记本、实验指导等带入后应放在抽屉内。

3. 进入实验室应按编号入座。

二、实验中

1. 实验时按照实验指导进行观察和操作，及时记录和整理实验数据，详细分析实验结果，按时完成实验报告。示教标本不可随意移动，以免影响其他同学观察。

2. 高度重视实验室安全，实验时若不慎发生吸入菌液，皮肤创伤，或病原菌污染衣物、桌（地）面等其他意外事故，应立即报告指导老师，进行紧急处理。

（1）皮肤创伤：先除尽异物，用无菌生理盐水洗净必要时进行包扎。

（2）化学物品腐蚀伤：若为强酸，先用大量清水冲洗，可用饱和氯化钙或 25% 硫酸镁溶液浸泡，或 10% 氨水纱布湿敷，缓解疼痛后迅速就医；强碱腐蚀伤则先以大量清水尽早冲洗（时间至少 30 min），采用暴露疗法，注意观察创面变化并快速就医。

（3）吸入菌液：应立即吐入盛有消毒剂的容器内，以大量清水漱口或吞服，及早就医，并根据不同菌种服用相应抗生素预防。

（4）菌液溅洒桌（地）面：应立即以抹布浸蘸 0.2%～0.5% 的次氯酸钠消毒液，泡在污染部位，经 30 min 后始可抹去。若菌液污染手部，应立即浸泡于消毒液内 10～20 min 后，再以肥皂刷洗。

3. 要爱护显微镜和标本。实验中，要认真核查所用器材、试剂、标本等是否完好、齐全，如有缺损应及时向教师报告，不得随意调换仪器等。油镜用过后先用擦镜纸蘸擦镜液擦拭镜头，再用擦镜纸擦干净。如遇有损坏或遗失零件，应立即报告教师，并按学校规定进行适当赔偿。养成认真诚实的良好品德。

4. 实验过程中严禁饮食和饮水，注意个人卫生和实验室环境卫生。

三、实验后

1. 物品归位，清洁　每次实验完毕，将需培养的物品以实验室为单位集中送入温室内。清理实验室（包括桌面、地面、实验器材等），关好门窗、水电。保持实验室整洁卫生，认真做好清洁值日生，养成良好的卫生习惯。

2. 实验报告　必须强调科学性，实事求是地记录、绘制。在实验结束时，由班长或学习委员将实验报告按学号排序，呈交教师。实验报告不要丢失。

3. 实验报告及绘图要求

（1）实验报告字迹清楚、干净整洁，每次实验完毕后交指导教师批阅。

（2）经批阅的报告，学生必须仔细核对错误，并及时改正。

（3）绘图在实验报告中占十分重要的位置，应当在仔细观察标本，并对标本的特征——认识清楚的基础上，采用生物绘图法（即用点和线来表达标本的平面和立体的形态）绘图，力求做到真实准确。欲达此目的，必须注意如下几方面：

1）形态要正确：标本的外部形态和内部结构应根据反复观察所得作绘图记录，以便获得准确而深刻的印象。

2）比例要正确：标本的长短、大小及各结构的位置和比例都要符合实物，几个标本在一起绘图时，还需注意相互之间的比例、大小。

3）倍数要正确：按显微镜放大的实际倍数绘图，并应标明放大倍数，通常以显微镜目镜乘物镜作为该显微镜的放大倍数。

4）色彩要正确：一般绘图用 2B 铅笔，部分标本用彩色铅笔绘图，绘图后应用 2B 铅笔标出各结构的名称，不得使用钢笔或圆珠笔。

5）标注要准确：图片结构需用铅笔标注，将结构部位引出直线，结构名称注于线尾处，各标注线尽量平行，标注字体横排。标注结构名称要准确。

四、实验考核

实验成绩的考核是以下 4 个方面的总和。

1. 学习态度　是否严肃认真，踏实钻研，能否积极回答教师的提问。

2. 实验报告　是否注意科学性，按要求绘出点线图，是否整洁。

3. 课堂提问及随堂考查　能否经常举手回答教师的提问。是否正确地回答教师提出的问题，能否通过课堂的小测验。能否正确按时完成实验操作。

4. 期末考查　学习结束后对实验课进行总考察。

第二章
寄生虫感染的实验诊断

目前，寄生虫病的诊断主要包括临床诊断和实验室检查，前者在临床医学教育中占有十分重要的地位，完整的病史采集和详细的查体都是临床做出正确诊断的第一步；后者有不同标本的病原学检查、免疫学检查和分子生物学相关技术，为临床诊断提供依据。

一、临床诊断

（一）询问病史

临床询问病史甚为关键。主诉是患者感觉最明显不适的症状或体征，通常注意询问以下内容：①发病情况及病因或诱发因素；②主要症状及特征；③有无伴随症状；④曾经诊治经过；⑤患者一般情况；⑥对于寄生虫感染和寄生虫病的诊断，临床医师还应重点询问与寄生虫病有关的内容，如患者居住地、旅游史、接触史、生活方式、饮食史、感染过程相关方面的病史材料。临床医师对这些材料进行详细、系统的分析，结合寄生虫病的分布、流行特点，可以得出初步的临床诊断。

寄生虫感染和寄生虫病有着明显的地方性、季节性和自然疫源性的特点，不同地区差异较大。如我国血吸虫感染主要在长江流域及其以南的湖南、湖北、江西、安徽、江苏、云南、四川、浙江、广东、广西、福建及上海等地区流行，在这些地区居住或旅游经过该地区的患者，出现畏寒、发热、多汗、恶心、呕吐、腹痛、腹泻、黏液便或脓血便，淋巴结及肝脾大等症状时，应注意询问患者有无疫水接触的病史，考虑患者有无感染日本血吸虫的可能性；孕妇如有与猫密切接触史或不洁食肉史，应警惕感染弓形虫的可能；如患者有与犬、羊等动物和皮毛接触史，应警惕感染棘球蚴病的可能。

近年我国的各种食源性及机会致病性寄生虫病的发病率呈上升趋势，新发或被忽略的寄生虫病的出现与流行，使寄生虫病流行谱发生了很大的变化，对临床医师的诊治水平提出了更高的要求。因此，在对相关疾病做出临床诊断之前，应仔细询问病史，并根据患者的临床症状和体征，做出相应的诊断。

（二）物理诊断

物理诊断是通过体格检查来收集资料以认识疾病的一种诊断方法。这主要是针对患者具有一定的特征性体征和病理改变，但病原体不易获得或者病原学检查无法查清时，临床医师采用物理学检查方法进行辅助诊断，从而获得病理形态的影像，而力求明确临床诊断结果。例如依据一些寄生虫病特征性的临床表现，对于肝棘球蚴病、肺棘球蚴病、脑棘球蚴病等不同寄生部位的寄生虫病，可分别选用 B 超、X 线、CT 和 MRI 等影像学方法进行辅助诊断。

二、实验室检查

（一）寄生虫标本

寄生虫标本一般分为 5 类：玻片标本（包括封片标本和染色标本）、小瓶装标本、针插标本、活体标本和大体（病理）标本。在观察这 5 类标本时，应注意采用如下不同的方法进行检测。

1. 玻片标本　通常为体积较小的蠕虫卵、幼虫、成虫和原虫等，分别采用不同方法封制而成。观察的方法如下：

（1）应注意玻片标本内封装的内容，区分是虫卵、虫体部分、组织压片或病理切片等。对于虫体标本，一般可以使用放大镜或解剖镜进行观察。对于原虫等需使用显微镜观察的标本，应先在低倍镜下找到观察目标，然后再转换成高倍镜或油镜进行仔细观察并辨清其形态结构。注意区别标本的正反面。

（2）由于不同种类寄生虫标本厚薄和染色深浅不同，虫体大小亦不同，在进行观察操作时，应注意随时调节显微镜的光线强弱和放大倍数，以能清晰观察到每种标本的外部形态和内部结构为准。

（3）对示教室内展示的示教标本，因老师已将标本调至显微镜视野中央，学生在观察时，切勿随意移动玻片，以免影响其他学生观察。

2. 小瓶装标本　为封装小型虫体、部分虫体或中间宿主等。这类标本主要观察：虫体大小、形状和颜色等，多角度观察标本，并将其与活体寄生虫标本进行比较。

3. 针插标本　大多为昆虫标本，装在透明玻璃管或平皿中。用肉眼或放大镜观察，了解这些昆虫的基本形态结构。

4. 活体标本　为实验室保存的某些寄生虫活体标本。这类标本观察时需注意的是：在活体状态下，虫体形状、大小、颜色和运动或寄生的方式等，注意与小瓶装的固定标本相比较。

5. 大体（病理）标本　一般为较大的寄生虫虫体、中间宿主和一些被寄生虫感染的器官等大体（病理）标本。可用肉眼或放大镜进行观察。观察这类标本时，需要辨认寄生虫的种类及其虫期，哪种器官组织被侵袭，而后仔细观察其器官的形态、颜色和结构变化，结合其致病与诊断，与其他寄生虫所致疾病进行鉴别，并学习验证。

（二）实验操作技术

寄生虫学实验过程中涉及的各种技术操作，包括对粪便、血液、体液和活体动物各种寄生虫感染的检测方法。这些检测方法要求学生掌握实验标本的采集和处理、标本染色和制作、标本检测和观察等方法，以及寄生虫阳性动物模型制备等技术。学生在实验过程中，必须按照实验指导的要求，首先了解实验设计的原理，然后熟悉每个实验环节。在操作时，有目的地按要求认真进行。碰到问题或者不清楚的环节，及时与老师或同学沟通交流，实验结果要仔细认真加以分析，最后得出结论。

1. 病原学检查　病原学检查是诊断寄生虫感染和寄生虫病最直接的证据，临床以检获寄生虫病原体作为确诊的依据。临床医师除了根据病史整理获得初步临床诊断外，还需提供用于辅助诊断的各种检查方法的检测标本。实验室通过对患者标本的采集、处理和检测，综合分析得出明确的结论，为临床医师进行有效的疾病治疗和流行病学调查提供可靠的实验室依据。

根据寄生虫种类，我们可以采用不同的方法和检查技术，对采集的患者血液、尿液、粪便、痰液、脑脊液、羊水和阴道分泌物等不同体液的标本，以及通过组织活检等方法获得的病理组织标本进行分析和诊断。实验室进行病原体检查的准确率取决于检验医师对寄生虫的形态、生活史、致病等方面知识和检测方法的认知程度和掌握水平。临床上常用的主要寄生虫感染和寄生虫病检查方法包括以下几种：

（1）粪便检查：主要用于肠道寄生原虫的滋养体、包囊、卵囊或孢子囊，蠕虫的虫卵、幼虫、成虫虫体或节片及某些能随人体粪便排出体外的节肢动物的检查。粪便检查是肠道寄生虫病或经肠道排放的寄生虫病病原检查的重要组成部分。粪便检查应注意：粪便要新鲜，特别在做阿米巴滋养体检查时，要求在粪便排出后及时送检；无尿液、污水、泥土和药物的污染；容器外贴有标签，注明受检者姓名、检查目的等。

（2）血液检查：主要是对疟疾、丝虫病和非洲及美洲锥虫病的检查。不同种疟原虫在人体外周血中的出现具有特定的规律，因此要特别注意采血的时间，提高检出率，亦可进行重复采血。在我国流行的班氏丝虫和马来丝虫微丝蚴需要采集外周血进行检查，这两种丝虫的微丝蚴均具有夜现周期性特点，故在晚上采血为宜；而罗阿丝虫、常现曼森线虫和欧氏曼森线虫则应在白天取血查微丝蚴。

（3）骨髓检查：对黑热病、弓形虫病的诊断具有十分重要的价值。从骨髓穿刺液涂片中查黑热病原虫，是诊断黑热病最可靠的方法，检出率为 $80\% \sim 90\%$。常用髂骨或棘突穿刺法抽取骨髓，制成涂片，染色后镜检。

（4）痰液及肺部病变抽出液（或冲洗液）检查：对患者的痰液需处理其黏滞度后离心，肺部病变抽出液（或冲洗液）离心后，可能查见肺吸虫卵、溶组织内阿米巴滋养体、细粒棘球蚴原头蚴、粪类圆线虫幼虫、蛔虫幼虫、钩蚴等，需进行辨认确定。

（5）尿液及鞘膜积液检查：在患者的尿液、鞘膜积液和乳糜尿中，主要检查班氏微丝蚴；此外，在尿中有时还可查见阴道毛滴虫和埃及血吸虫卵。

（6）阴道分泌物检查：在阴道分泌物中可查见阴道毛滴虫，偶尔可查见蛲虫卵、蛲虫成虫、溶组织内阿米巴滋养体，甚至蝇蛆等。

（7）前列腺液检查：用于检查男性泌尿生殖道的阴道毛滴虫或其他泌尿生殖道寄生可能原虫。

（8）十二指肠液检查：在十二指肠引流液中可查见蓝氏贾第鞭毛虫滋养体；此外，华支睾吸虫卵、肝片吸虫卵、姜片虫卵、蛔虫卵、粪类圆线虫幼虫等亦有可能检出。

（9）脑脊液检查：在患者脑脊液中，可查见的有弓形虫、溶组织内阿米巴滋养体、耐格里阿米巴或棘阿米巴、肺吸虫卵、异位寄生的日本血吸虫卵、棘球蚴原头蚴、粪类圆线虫幼虫、棘颚口线虫幼虫和广州管圆线虫幼虫等。

（10）浆膜腔积液检查：人体的浆膜腔主要有胸腔、腹腔和心包膜腔。在某些病理改变的情况下，这些腔隙中会存有大量的积液。弓形虫、微丝蚴、粪类圆线虫幼虫、卫氏并殖吸虫卵和棘球蚴原头蚴等可在浆膜腔积液中被发现。

（11）口腔内刮拭物检查：口腔内可检查到的寄生虫有：美丽筒线虫、齿龈内阿米巴和口腔毛滴虫。

（12）皮肤组织活检：可检查到的寄生虫有：溶组织内阿米巴滋养体、肺吸虫成虫或童虫、猪囊尾蚴、蝇蛆等。

2. 免疫学检查　对于某些寄生虫感染，临床医师很难根据其引发的症状或体征及病原学检查结果做出诊断，此时可采用免疫学检查作为临床的辅助诊断。免疫学检查操作简单且高效，在寄生虫早期轻度感染、单性感染和隐性感染的诊断中，或因特殊的寄居部位而使病原检查十分困难的寄生虫病及流行病学研究中显示出其独特的优越性。理想的免疫学诊断具备判定现症感染、估计感染度和进行疗效考核的价值。

（1）皮内试验：这是一种速发型超敏反应，利用在局部皮肤出现的抗原抗体反应原理设计的免疫学检测方法。该方法操作简单，价格低廉并可快速观察结果，受试者皮内注射少量某种寄生虫抗原后，呈现局部组织反应，表现为红肿现象为阳性反应。其敏感性高，阳性检出率可达90%以上；但特异性较低，寄生虫病之间有明显的交叉反应。有些患者在治愈若干年时间里，皮内试验仍呈阳性反应。因此，皮内试验不能作为确诊的依据或用于疗效考核，只能在流行区用于可疑患者的初筛。

（2）血清学诊断：在血清学诊断研究方面，不仅方法多样，而且已从简单血清沉淀试验和凝集试验发展为更加高效和快速的免疫标记技术和分子水平的酶联免疫印迹技术。这些免疫诊断技术主要可分为感染宿主体内的抗体检测或循环抗原检测，并有望实现鉴别不同的病期、新感染活动期或治疗效果的评价等目标，具有更大的应用价值。

1）循环抗体（CAb）检测：该方法最为常用，包括酶联免疫吸附试验、免疫荧光试验及胶体金技术等。动物实验和患者的检测均表明，用现有的血清学诊断方法可有效地反映寄生虫感染者血清抗体水平的变化。因此，尽管CAb检测方法不能区别现症感染还是既往感染，检测特异性抗体仍是诊断患者及监测流行区疫情较为理想的方法。

2）循环抗原（CAg）检测：研究表明，宿主体内CAg比CAb出现早，主要是虫体释放的排泄分泌物质，常与虫体的生活力有关。其释放量与感染度和寄生虫血症相关，因此检测CAg有可能作为早期诊断、感染负荷和治疗效果评价的依据。随着单克隆抗体技术的发展，CAg检测已扩大到针对不同靶抗原的单克隆或多克隆抗体探针检测寄生虫感染，对于病原诊断比较困难的寄生虫病无疑提高了敏感性和特异性，如血吸虫病、丝虫病、弓形虫病、并殖吸虫病、阿米巴病、旋毛虫病、锥虫病和棘球蚴病等组织内寄生虫病均有CAg检测的研究。此外，国内外发展起来的蛋白质芯片技术可望为寄生虫感染的免疫诊断带来新的突破，但各种靶抗原检测的敏感性还待提高。

3. 分子生物学相关技术　随着检测成本的降低，分子生物学方法已经从实验研究进入临床实践。目前，重要的人体寄生虫的分子靶序列及相关引物均已公布，以核糖体基因和线粒体基因组等为主要检测靶标，可用于临床诊断检测，亦可用于种类鉴定和遗传进化分析。生物标志物的筛选、快速诊断方法的完善和全自动化商品化试剂盒的开发等都有望应用于寄生虫病的高效诊断和疗效考核。现阶段分子生物学主要相关技术如下：

（1）DNA探针技术：是利用DNA分子的变性、复性及碱基互补配对的精确性，对寄生虫某一特异性DNA序列进行探查。DNA探针技术特异性强、敏感性高，目前已在很多寄生虫病的诊断、现场调查及虫种鉴定等方面进行应用。如疟疾、利什曼病、溶组织内阿米巴病、细粒棘球绦虫病、旋毛虫病和并殖吸虫病等寄生虫病。

（2）聚合酶链反应（PCR）技术：利用靶 DNA 上特定区域的片段为引物进行酶促反应，合成特定的 DNA 序列，具有高度的特异性、敏感性、稳定性和可操作性。PCR 技术比 DNA 探针技术更灵敏、快速，已用于锥虫病、利什曼病、肺孢子虫病和弓形虫病等寄生虫病的诊断。

（3）DNA 微阵列（DNA microarray）：又称 DNA 芯片或基因芯片（gene chip）。它是基因组学和遗传学研究的工具，可以在同一时间定量分析大量（成千上万个）的基因表达水平，具有快速、精确、低成本的生物分析检验能力。

关于光学显微镜的结构与使用方法已在生物学和组织胚胎学课程中学过，在寄生虫学的学习中，要求进一步熟练使用显微镜。

一、光学显微镜的构造及各部名称

光学显微镜的构造及各部名称见图1–1。

① 目镜
② 物镜
③ 切片夹
④ 机械载物台
⑤ 聚光镜
⑥ 集光镜
⑦ 主机
⑧ 目镜观察筒
⑨ 电源插口/保险管座

A 屈光度调节圈
B 物镜转换器
C 片夹手柄
D 聚光镜调整拨盘
E 孔径光栏拨杆
F 目镜观察筒锁紧螺钉孔
G 机械载物台纵横向移动手轮
H 右粗微动调焦手轮
J 亮度调节旋钮
K 显微镜提手
L 绕线器
M 电源开关
N 粗微动松紧调节手轮
P 左粗微动调焦手轮

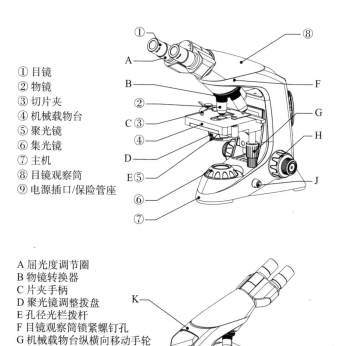

图 1–1　光学显微镜的基本构造

11

二、光学显微镜的搬运

显微镜是精密仪器，搬运时应当注意关闭显微镜电源，取下电源线。锁紧目筒与聚光镜等可脱出部件，确保载物台上无切片。搬运时不要搬扣转换器、调焦手轮、载物台和目镜观察筒等操作部位，不要使目镜脱落；避免磕绊到椅子等物品，剧烈的震荡和冲撞都会对仪器造成损伤。

搬运时，一只手扣住显微镜主体后部上侧的显微镜提手口，向后稍稍拉转显微镜，用另外一只手托住显微镜前部下侧，然后将显微镜托起即可（图1–2）。

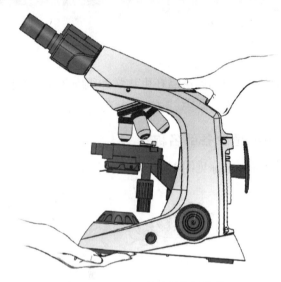

图1–2　光学显微镜的搬运姿势

三、光学显微镜的使用

镜检时身体要正对实验台，采取端正的姿态，两眼自然睁开，左手调节焦距，使物像清晰并移动标本视野。右手记录、绘图。镜检时载物台不可倾斜，因为当载物台倾斜时，液体或油易流出，既损坏了标本，又污染载物台，也影响检查结果。

镜检时应将标本按"几"字形方向移动视野，直至整个标本观察完毕，以便不漏检、不重复（图1–3）。

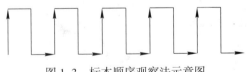

图1–3　标本顺序观察法示意图

观察寄生虫标本时，光线调节甚为重要。所观察的标本，如虫卵、包囊等，有大有小，色泽有深有浅，有的无色透明，而低倍镜和高倍镜转换较多，镜检时须针对不同的标本和要求，随时调节焦距和光线，这样才能观察到清晰的物像。在一般情况下，染色标本

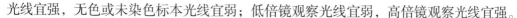

光线宜强，无色或未染色标本光线宜弱；低倍镜观察光线宜弱，高倍镜观察光线宜强。

1. 光源要求

（1）将待观察的标本置载物台上，转动粗调节器使镜筒下降至物镜接近标本。在转动粗调节器的同时，须俯身在镜旁仔细观察物镜与标本间的距离。

（2）需要强光时，将聚光器提高，光圈放大；需要弱光时，将聚光器降低，或光圈适当缩小。

（3）双眼于目镜观察，同时左手转动粗调节器，使镜筒缓慢上升以调节焦距，直至能看到视野内的物像时即停止转动，再调节微调节器，直至观察到清晰的物像。

2. 物镜的使用及光线的调节　显微镜一般具有三种物镜，即低倍、高倍及油镜，固定于物镜转换器孔中。观察标本时，先使用低倍镜，此时视野较大，标本较易查出；但放大倍数较小（放大 100 倍），较小的物体不易观察其结构。高倍接物镜放大 400 倍，能观察微小的物体或结构。油镜放大 1 000 倍，可用于更微小结构的观察。

寄生虫的蠕虫卵、微丝蚴、原虫的滋养体及包囊，以及昆虫的幼虫均使用低倍和高倍镜观察。组织细胞内的原虫则使用油镜。使用低、高倍镜观察时，在低倍镜下不能准确鉴定所见的物体或其内部构造时，则转高倍镜观察。使用油镜观察，一般加一滴油后直接将油镜头浸入油滴中进行镜检观察。

3. 低倍、高倍、油镜头的识别

（1）物镜标明放大倍数 10×，40×，100×，或 10/0.25，40/0.65，100/1.30。

（2）低倍镜最短，高倍镜较长，油镜最长。

（3）镜头前面的镜孔：低倍镜最大，高倍镜较大，油镜最小。

（4）油镜头上常刻有白色环圈。

4. 低倍镜换高倍镜的使用方法

（1）光线对好后，移动推进器寻找需要观察的标本。

（2）如标本的体积较大，不能清楚查见其构造时，则将标本移至视野中央，再旋转高倍镜于镜筒下方。

（3）旋转微调节器至物像清晰为止。

四、光学显微镜的清洁与维护

1. 外露镜片表面不得用手触摸，上面的灰尘可用柔软毛刷或纱布去除，必要时可用清洁软布、脱脂棉、镜头纸等蘸少许乙醇乙醚（1∶4）混合液擦拭。乙醇、乙醚等均为极易燃烧之物，应远离火源。电源开、关时也要小心，避免着火。金属油漆表面、电镀表面应避免使用有机溶液（如乙醇、乙醚或其混合液等）清洗，建议选用绸布或软性清洁剂清洗。塑料表面应选用软布蘸清水擦拭清洁。

2. 使用完毕，应将仪器电源关闭（将开关拨到"○"一侧），拔下电源插头。如果使用过油镜，则应及时用有机溶剂将物镜和切片上的油渍擦拭干净。最后应将仪器用防尘罩遮盖严密。

3. 如仪器停用时间较长，应将物镜、目镜从主机上取下，放入干燥容器（如防潮缸）中，并放置干燥剂。同时，主机上应盖好相应的防尘盖，再用防尘罩将主机严密遮盖。

第二部分
医学寄生虫学基础实验

实验一
叶足虫与鞭毛虫

一、溶组织内阿米巴（*Entamoeba histolytica*）及其他消化道阿米巴

【学习要求】

1. 掌握溶组织内阿米巴滋养体和包囊的形态特征。
2. 掌握溶组织内阿米巴的感染阶段和致病阶段。
3. 掌握从粪便中检查溶组织内阿米巴滋养体和包囊的方法。
4. 熟悉溶组织内阿米巴致病组织的病理特点。
5. 熟悉其他消化道阿米巴滋养体和包囊的形态结构特点。
6. 了解溶组织内阿米巴的致病作用及原虫增殖特点。

【学习要点】

溶组织内阿米巴是一种致病性的阿米巴原虫，主要寄生于消化道内，人体消化道内也有多种致病性的阿米巴原虫可检获，应注意鉴别。溶组织内阿米巴原虫的生活史阶段有滋养体和包囊两个时期，其基本生活过程是包囊→滋养体→包囊。四核包囊是本病的感染阶段，经口而入。滋养体生活于肠腔内，以二分裂法繁殖，滋养体能形成包囊，随人粪排出体外。在一定条件下，滋养体还可侵入人体肝、肺、脑等其他器官，引起相应脏器组织的病变。

非致病性阿米巴常见的种类有迪斯帕内阿米巴、结肠内阿米巴、哈门内阿米巴、微小内蜒阿米巴、布氏嗜碘阿米巴、齿龈内阿米巴6种，它们一般不侵入人体组织。

【实验内容】

（一）示教标本观察

1. 溶组织内阿米巴

（1）滋养体（trophozoite）：溶组织内阿米巴的滋养体大小 20 ~ 60 μm，当其从患者组织中被分离出来时，常含有摄入的红细胞，有时也可见白细胞和细菌。滋养体借助单一定向的伪足运动，有透明的外质和颗粒状态的内质，球形泡状核的直径为 4 ~ 7 μm。纤薄的核膜边缘有单层均匀分布、大小一致的核周染色质粒（chromatin granules）。但在培养基中的滋养体往往有 2 个以上的核，核仁小且常居中，周围围以纤细无色的丝状结构。铁苏木素染色的溶组织内阿米巴的滋养体含一个球形泡状核，为滋养体直径的

1/6～1/5，通常染为蓝黑色，核膜内侧染色质颗粒排列整齐，核仁较小，位于核的中央；被吞噬的红细胞被染成蓝黑色（图2-1）。

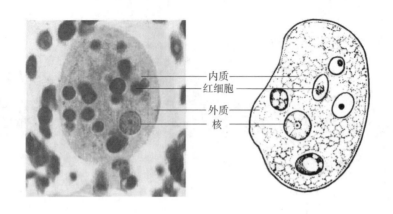

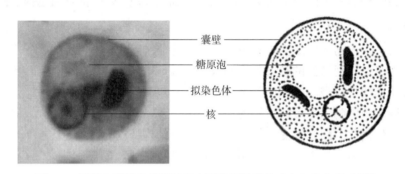

图2-1　铁苏木素染色的溶组织内阿米巴滋养体（上）和包囊（下）

（2）包囊（cyst）：滋养体在肠腔以外的脏器或外界一般不能成囊。在肠腔内滋养体逐渐缩小并停止活动，变成近似球形的包囊前期（precyst），而后变成一核包囊并进行二分裂增殖。铁苏木素染色的包囊呈蓝黑色，直径为10～16 μm，包囊壁厚125～150 nm，光滑。成熟包囊有4个泡状核，与滋养体的核相似但稍小。包囊胞质内有特殊的营养储存结构，为拟染色体（chromatoid body）和糖原泡（glycogen vacuole），拟染色体呈蓝黑色，短棒状，两端钝圆；糖原泡大而圆，无色透明，呈空泡状（图2-1）。拟染色体和糖原泡随包囊的成熟而逐渐消失。碘液染色包囊呈棕黄色，细胞核为浅棕色，边界清晰；拟染色体不着色，为透明的棒状结构；糖原泡棕红色，边界模糊。

（3）病理组织标本：①肠阿米巴病理标本：肠黏膜出现多处组织坏死，随着虫体不断增殖，病变区中间组织缺损，病灶加深，周围组织隆起，形成典型的口小底大"烧瓶状"溃疡。镜下观察，病灶溃疡处可查见滋养体和大量坏死组织，经HE染色，溃疡底部可见有淋巴细胞和浆细胞的浸润。②阿米巴肝脓肿病理标本：好发部位为肝右叶，常伴有肠阿米巴病史，脓肿多为单个，脓腔周围出现坏死灶。经HE染色后镜下观察，脓肿边缘可查出含有红细胞或无红细胞的滋养体。

2. 结肠内阿米巴　该原虫一般不侵犯宿主组织，常与溶组织内阿米巴共存。结肠内阿米巴滋养体直径为15～50 μm，内、外质区别不明显，外质仅在伪足形成时才能见到，伪足短而钝，不透明，运动迟缓；内质含有 1 个细胞核，核仁大、不规则而常偏位，核周染色质粒大小不一致，排列不齐（图 2-2）。

包囊直径为 10 ~ 35 μm，细胞核 1 ~ 8 个，细胞质呈颗粒状。成熟包囊有 8 个细胞核；未成熟包囊胞质内常含有糖原泡及两端尖细的碎片状拟染色体，糖原泡多位于核周围（图 2-3）。

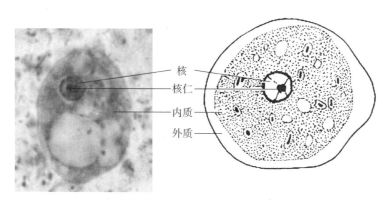

核
核仁
内质
外质

图 2-2 结肠内阿米巴原虫滋养体形态

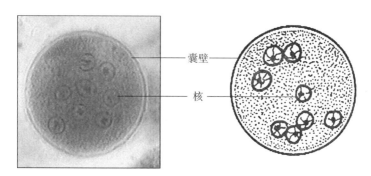

囊壁
核

图 2-3 结肠内阿米巴原虫包囊形态

3. 齿龈内阿米巴 生活史中仅有滋养体阶段，直径为 10 ~ 20 μm。形态类似于溶组织内阿米巴，内、外质分明，外质透明，内质为颗粒状，活动迅速；胞核内核仁较小，居中或偏位；食物泡中含有细菌、白细胞，偶见红细胞。食物泡中含有白细胞为其重要的鉴别特征。

4. 微小内蜒阿米巴 以细菌为食，生活史包含滋养体和包囊两个时期。滋养体直径 6 ~ 12 μm，外质薄，伪足短而钝，运动缓慢；内质细颗粒状。细胞核结构特殊，核仁粗大且不规则，占核直径的 1/3 ~ 1/2，常偏位；核膜与核仁之间有清晰的空隙和相连的核丝；通常无核周染色质粒。食物泡含有细菌、真菌和植物细胞等，不吞噬红细胞。包囊为卵圆形，大小与滋养体大致相同。未成熟包囊中常有大糖原泡，偶见小而弯曲的拟染色体；成熟包囊含 4 个核，核仁大而居中。

5. 布氏嗜碘阿米巴 滋养体长 8 ~ 20 μm，外质与颗粒状内质不易区别，伪足缓慢运动。细胞核较大，1 个核仁位于中心，大而明显，约占核内径的 1/2，常由一圈淡染的染色质颗粒围绕，并与核膜及核丝相连；核膜无核周染色质粒。内质食物泡常含有细菌和酵母，不吞噬红细胞。包囊呈不规则长圆形，直径 5～20 μm，仅有 1 个核，核仁近于核膜一端；无拟染色体。因包囊中有 1 个大糖原泡而得其属名，在未染色的包囊中该糖原泡大而圆、边缘清晰，常把核推向一边；包囊经碘液染色，糖原泡呈棕色团块，成熟包囊中糖原泡仍存在。布氏嗜碘阿米巴通过粪便污染传播，是猪体内最常见的一种阿米巴。

（二）实验操作

溶组织内阿米巴包囊铁苏木素染色标本。

在低倍镜下寻找包囊，应按顺序在染色较浅的地方寻找，找到后移至视野中心换油镜观察。包囊为圆球形，外围常透明无色，囊内可见有 1～4 个细胞核。核圆形，有薄而染成黑色的核膜，膜内缘可见分布比较均匀的染色质粒，核的中央有点状的核仁。在成熟包囊（4 核）内常见不到染成黑色的棒状的拟染色体和空泡状的糖原泡（染色过程中溶解）。

【作业】

绘制溶组织内阿米巴滋养体及包囊的形态图并标注结构。

【复习思考题】

1. 试述急性溶组织内阿米巴病的病原学诊断方法及具体操作。取材需注意什么？
2. 试述溶组织内阿米巴肝脓肿的诊断依据及组织病理特点。

（黄慧聪）

二、杜氏利什曼原虫（*Leishmania donovani*）

【学习要求】

1. 掌握杜氏利什曼原虫无鞭毛体和前鞭毛体的形态特征。
2. 熟悉杜氏利什曼原虫的致病机制、实验室诊断和治疗原则。
3. 了解骨髓穿刺及杜氏利什曼原虫的培养。

【学习要点】

杜氏利什曼原虫又名黑热病原虫，通过昆虫媒介白蛉的叮咬传播，其生活史有无鞭毛体和前鞭毛体两个时期。无鞭毛体寄生于人和脊椎动物的巨噬细胞内，为致病阶段。前鞭毛体寄生于白蛉的消化道内。内脏杜氏利什曼病的三大症状是：长期不规则发热，脾大、肝大和淋巴结肿大，以及全血细胞减少性贫血。实验室诊断可用骨髓穿刺涂片法查找鉴定无鞭毛体。前鞭毛体运动活泼，鞭毛不停地摆动。在培养基内常以虫体前端聚集成团，排列成菊花状。有时也可见到粗短形前鞭毛体，这与虫体发育程度不同有关。

【实验内容】

（一）示教标本观察

1. 杜氏利什曼原虫

（1）无鞭毛体（amastigote）：又称利杜体（Leishman-Donovan body），寄生于人和其他哺乳动物的单核吞噬细胞内。图 2-4 为无鞭毛体涂片，是从内脏利什曼病患者的骨髓中采集的样本。

无鞭毛体外形呈圆形或椭圆形，直径 2～3 mm。细胞膜极薄，一般不易看清。用吉姆萨或瑞特（Wright's）染色法，原虫胞质呈淡蓝色或深蓝色，内有一个较大的圆形核，呈红色或淡紫色。动基体（kinetoplast）位于核旁，与细胞核成直角，着色较深，细小，呈

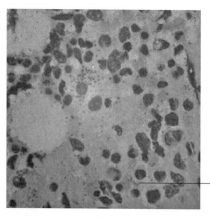

————利什曼原虫无鞭毛体

图 2-4 内脏杜氏利什曼病患者骨髓液中的无鞭毛体（1 000×，吉姆萨染色）

杆状。动基体是一种特殊的线粒体结构，含有额外的核 DNA。基体（basal body）位于虫体前端，呈颗粒状并靠近动基体，是细胞内鞭毛的根部。油镜下有时可见基体发出一条根丝体（rhizoplast）。

（2）前鞭毛体（promastigote）：寄生于白蛉消化道内。成熟的前鞭毛体呈长梭形，长 15～25 μm，宽 1.5～3.5 μm。核位于虫体中部，前端附近有一个清晰可见的动基体。吉姆萨染色后，前鞭毛体的细胞质呈蓝色，细胞核呈粉红色，动基体呈紫红色。鞭毛根部附近有一个液泡。基体在动基体之前，由此发出一根鞭毛游离于虫体外，约与虫体等长（图 2-5）。

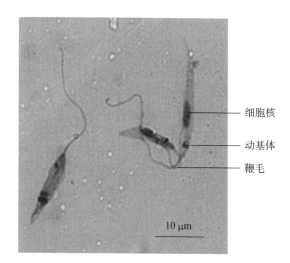

————细胞核

————动基体

————鞭毛

10 μm

图 2-5 前鞭毛体形态

2. 活前鞭毛体 培养标本：在玻片上滴 1 滴培养液，在高倍镜下观察前鞭毛体。在显微镜下，可以看到鞭毛自由摆动，很多前鞭毛体聚集成菊花状。

3. 媒介 白蛉。

瓶装标本：白蛉呈褐色，体毛浓密，长 1.5～5.0 mm。

（二）实验操作

1. 骨髓、淋巴结穿刺检查无鞭毛体 骨髓穿刺：用穿刺针刺穿髂前上棘获得骨髓抽吸物。消毒、麻醉皮肤后，将针头引入髂前上棘内，吸取骨髓液约 0.5 mL。骨髓样本可以用来检测无鞭毛体。淋巴结穿刺：淋巴结抽吸物一般来自腹股沟淋巴结。由于炎症淋巴结内的压力，组织液很容易在穿刺时进入针头。淋巴结抽吸物也可以用来检测无鞭毛体。

2. 前鞭毛体的培养 患者骨髓、肝、脾、淋巴结抽吸物，皮肤活检和血液标本在 NNN 培养基上培养。NNN 培养基含 2 份盐琼脂和 1 份脱蛋白兔血。将材料接种到培养基中，在 20～25℃下培养 1～4 周。通常前鞭毛体在培养 7～10 天后开始生长。

【作业】

绘制杜氏利什曼原虫无鞭毛体和前鞭毛体形态图并标注结构。

【复习思考题】

1. 利什曼病的病原学诊断方法有哪些？
2. 简述杜氏利什曼原虫的生活史和致病机制。

三、锥虫（*Trypanosome*）

【学习要求】

1. 熟悉布氏锥虫锥鞭毛体的形态特征及生活史特点。
2. 了解锥虫病流行特点及实验室诊断方法。

【学习要点】

布氏罗得西亚锥虫与布氏冈比亚锥虫感染可引起非洲锥虫病，又称睡眠病，通过舌蝇吸血传播，两种锥虫均通过诱导机体产生免疫复合物，沉积于血管壁和局部组织引起疾病。可取血液、淋巴液、骨髓穿刺液等涂片或动物接种检获病原体。

【实验内容】

示教标本观察

1. 锥鞭毛体（trypomastigote）　取感染小鼠、猪或其他动物的血液涂片。吉姆萨染色，在油镜下观察。锥鞭毛体虫体似叶状，前端逐渐变细，后端略圆，有细长和粗短两种类型。细胞核位于中央，动基体靠近虫体后端，两者均被染成红色或者紫色。虫体一侧有波浪状的波动膜，呈淡蓝色。自基体发出一根鞭毛，沿波动膜边缘向前延伸，从虫体前端伸出形成游离鞭毛（图 2-6）。

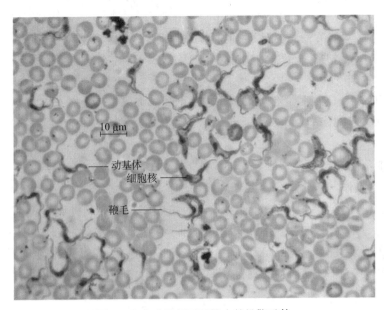

图 2-6　布氏罗得西亚锥虫的锥鞭毛体

2. 媒介　舌蝇。针插标本：体色呈黄色至黄褐色甚至黑色，体长 6 ~ 13 mm。喙向前方水平突出，口器为刺吸式。

【作业】

绘制锥虫鞭毛体形态图并标注结构。

【复习思考题】

非洲锥虫病的病原体是什么？其病原学诊断方法有哪些？

（彭鸿娟　邹伟浩）

四、蓝氏贾第鞭毛虫（*Giardia lamblia*）

【学习要求】

1. 掌握蓝氏贾第鞭毛虫滋养体和包囊的形态特征。

2. 掌握蓝氏贾第鞭毛虫的感染阶段和致病阶段。

3. 掌握从粪便中检查蓝氏贾第鞭毛虫滋养体和包囊的方法。

【学习要点】

蓝氏贾第鞭毛虫寄生于人和某些哺乳动物的小肠、胆囊内，生活史包括包囊和滋养体两个阶段。包囊为传播阶段，感染方式为经口感染，人或动物摄入被包囊污染的食物或水源而感染。滋养体为致病阶段，患者主要症状为腹痛、腹泻和消化不良。实验室诊断可采用粪便直接涂片法查找滋养体和包囊。

【实验内容】

（一）示教标本观察

1. 滋养体　虫体外形呈倒置梨形，前端钝圆，后端逐渐变细。大小为（9～21）μm×（5～15）μm×（2～4）μm。虫体两侧对称，背面隆起，腹面扁平，腹面前半部向内凹陷成吸盘（sucking disk），虫体借此吸附在宿主肠黏膜上。于虫体前端吸盘区中线两侧各有一个卵圆形细胞核，核内无核仁。滋养体有 2 个轴丝和 4 对鞭毛：前鞭毛、中鞭毛、腹鞭毛和尾鞭毛，鞭毛均发自两核前部之间的基体。虫体借助 8 根鞭毛绕着长轴摆动，运动活跃，典型运动如落叶飘动。1 对大而弯曲、深染的中体（media bodies）位于吸盘之后，中体是贾第鞭毛虫特有的，其功能尚不清楚。虫体没有真正的轴柱。滋养体内无线粒体、滑面内质网、高尔基体和溶酶体（图 2-7）。

2. 包囊　为椭圆形，囊壁较厚，光滑无色，大小为（8～12）μm×（7～12）μm。由于在固定时细胞质皱缩，通常可见囊壁与细胞质之间的空隙。未成熟的包囊有 2 个核，成熟的包囊含 4 个核，多偏于一端，可见 2 个中体及轴丝和残存的鞭毛（图 2-8）。

（二）实验操作

1. 碘染色法鉴别粪便包囊。蓝氏贾第鞭毛虫包囊染色标本呈椭圆形，囊壁很厚。经铁苏木素染色后包囊呈蓝黑色，可见 2 或 4 个核，位于包囊的一端，另一端为轴丝等结构。经碘液染色后，包囊呈棕黄色，可以看到包囊内的细胞核和轴丝等结构。

2. 生理盐水直接涂片检测腹泻粪便中的滋养体。

3. 十二指肠抽吸（引流）可用于贾第鞭毛虫病的诊断和与其他胆道疾病（如慢性细菌性胆囊炎）的鉴别诊断。

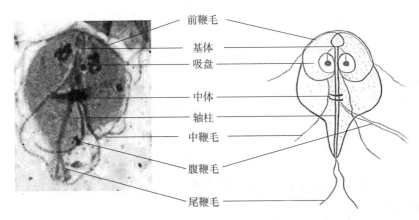

前鞭毛

基体

吸盘

中体

轴柱

中鞭毛

腹鞭毛

尾鞭毛

图 2-7　蓝氏贾第鞭毛虫滋养体（铁苏木素染色）和模式图

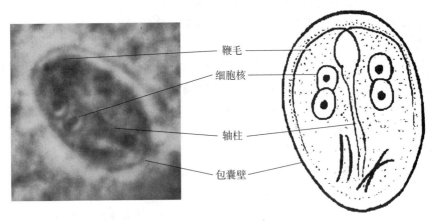

鞭毛

细胞核

轴柱

包囊壁

图 2-8　蓝氏贾第鞭毛虫包囊（铁苏木素染色）和模式图

【作业】

绘制蓝氏贾第鞭毛虫滋养体和包囊的形态图并标注结构。

【复习思考题】

1. 蓝氏贾第鞭毛虫的生活史有哪些阶段？

2. 贾第虫病的主要病原学诊断方法有哪些？

五、阴道毛滴虫（*Trichomonus vaginalis*）及其他毛滴虫

【学习要求】

1. 掌握阴道毛滴虫滋养体的形态特征。

2. 熟悉阴道分泌物生理盐水直接涂片法。

3. 熟悉阴道毛滴虫的感染途径和致病机制。

4. 了解阴道毛滴虫的防治原则。

【学习要点】

阴道毛滴虫主要寄生于人体阴道和泌尿道内，生活史仅有滋养体一种形态，感染方式是经直接或间接接触感染。主要引发滴虫性阴道炎和滴虫性尿道炎。实验室诊断可采用阴

道分泌物直接涂片法查找滋养体。

【实验内容】

（一）示教标本观察

阴道毛滴虫滋养体：典型滋养体呈梨形或椭圆形，条件不佳或衰老时，虫体变圆。细胞质内有大量折光颗粒，甚至有空泡。滋养体的大小随虫种来源和分裂时间不同而变化较大，一般（14～17）μm×（5～15）μm，无色透明，有折光性。虫体前端有 4 根等长的前鞭毛，第 5 根鞭毛向后，沿波动膜（undulating membrane）外缘内侧呈波浪式延伸，与波动膜外缘等长，无游离缘。波动膜是虫体一侧向外隆起形成的双层膜结构，表面光滑，长占虫体的 1/3～2/3，是虫体的运动器官。轴柱（axostyle）从虫体前端向后端延伸，贯穿虫体，于后端伸出，其末端尖，有附着作用，常附有阴道上皮细胞或碎片等。细胞核位于虫体前端 1/3 处，为椭圆形泡状核，核的上缘有 5 颗排列成杯状的基体，由此发出鞭毛。细胞质内有深染的颗粒，沿轴柱平行排列，为氢化酶体（hydrogenosome），是该虫特有的酶系。虫体柔软多变，活动力强，无定向运动，波动膜使虫体旋转运动，而前鞭毛起着推动的作用（图 2-9）。

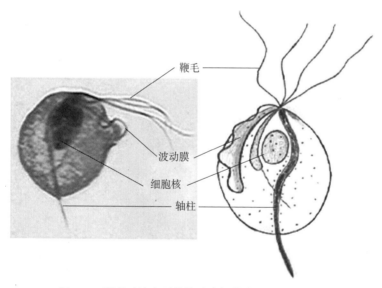

图 2-9　阴道毛滴虫滋养体（吉姆萨染色）和模式图

（二）实验操作

阴道分泌物生理盐水直接涂片法：

1. **材料和试剂**　阴道分泌物，无菌棉签，盖玻片，载玻片，生理盐水，酒精灯。

2. **实验步骤**　在载玻片中央滴 1 滴生理盐水。用无菌棉签取少量阴道分泌物，加 1 滴生理盐水（注意：阴道分泌物用无菌棉签从感染阴道毛滴虫的阴道后穹隆和宫颈处取样）。盖玻片盖住阴道分泌物涂片（注意：以一定的角度夹住盖玻片，接触液滴的边缘，然后轻轻地盖到载玻片上，以减少在制片过程中产生气泡）。将载玻片放在显微镜台上，用高倍物镜对焦。注意：当温度较低时，可将玻片在酒精灯火焰上迅速来回数次加温，以增强虫体活力，有助于鉴别观察。所有实验物品均要进行消毒，避免污染。

3. 高倍镜下观察　阴道毛滴虫呈梨形或水滴状，无色透明，虫体通过鞭毛的摆动和波动膜的波动做螺旋式的运动。活动迅速，易于辨认。

【作业】

绘制阴道毛滴虫滋养体形态图并标注结构。

【复习思考题】

1. 阴道毛滴虫的感染途径有哪些？如何防治？

2. 试述阴道毛滴虫病的病原学诊断方法及具体操作。

（彭鸿娟　邹伟浩）

数字课程内容

 实验PPT　　　 复习思考题答案

一、疟原虫（*Plasmodium*）

【学习要求】

1. 掌握寄生于外周血红细胞内的间日疟原虫、恶性疟原虫各阶段形态特点。
2. 熟悉疟原虫在按蚊体内的发育过程。
3. 掌握薄血膜涂片的制作过程。
4. 了解厚血膜涂片的制作过程。
5. 学习研究疟原虫的基本方法。

【学习要点】

疟原虫是引发疟疾的病原体。目前已知疟原虫种类有 130 余种，主要寄生于人和哺乳动物，少数寄生于鸟类和爬行动物。寄生于人体的疟原虫主要有 4 种，即间日疟原虫（*Plasmodium vivax*）、恶性疟原虫（*Plasmodium falciparum*）、三日疟原虫（*Plasmodium malariae*）和卵形疟原虫（*Plasmodium ovale*）。间日疟原虫和恶性疟原虫多见，三日疟原虫及卵形疟原虫较少见。此外，几种感染猴的疟原虫（如感染猕猴的诺氏疟原虫）已导致东南亚尤其是马来西亚疟疾的多次暴发流行，因此被列为第 5 种能感染人的疟原虫。在我国主要有间日疟原虫和恶性疟原虫，其生活史需经人体（无性生殖期）和蚊体内（有性生殖期）的发育和繁殖，在人体内进行裂体增殖，分为红细胞外期和红细胞内期；在蚊体内进行配子生殖和孢子生殖。红细胞内虫体的形态特点是疟疾鉴别诊断的重要依据。

当唾液腺中带有成熟子孢子的雌性按蚊刺吸人血时，子孢子随蚊唾液进入人体，先经肝细胞内发育，繁殖形成红外期裂殖体，每个成熟裂殖体内含 1 万~3 万个卵圆形裂殖子，裂殖子以出芽方式从肝细胞逸出，进入血流并入侵红细胞，在红细胞内，经过早期滋养体（环状体）、晚期滋养体（大滋养体）和未成熟裂殖体后发育为成熟裂殖体。随着红细胞被胀破，成熟裂殖体内的裂殖子释放出来，其中一部分被巨噬细胞吞噬，残存的裂殖子再入侵其他正常红细胞，重复其红细胞内期的发育、增殖过程。完成一代红细胞内期裂体增殖，间日疟原虫约需 48 h，恶性疟原虫需 36~48 h，三日疟原虫约需 72 h，卵形疟原虫约需 48 h。疟原虫经历几代红细胞内期裂体增殖后，部分裂殖子侵入红细胞后不再进行裂体增殖而是发育成雌、雄配子体。当配子体形成后，可成为疟疾的传染源。

当雌性按蚊刺吸病人或带虫者血液时，在红细胞内发育的各期原虫随血液入蚊胃，仅有雌、雄配子体能在蚊胃中继续发育，其余各期均被消化。在蚊体内，雌、雄配子体结合形成合子，合子发育为动合子并钻入蚊胃壁形成卵囊，卵囊长大，囊内的核和胞质反复分裂进行孢子增殖，形成数以万计的子孢子。子孢子随卵囊破裂释出或由囊壁钻出，经血淋巴集中于按蚊的唾液腺，发育为成熟子孢子。当受染按蚊再吸血时，子孢子即可随唾液进入人体，又开始在人体内的发育。

疟原虫的生活史大致相同，而红内期的形态各异，可取外周血液薄血膜染色作为诊断或鉴别诊断的依据。

【实验内容】

（一）示教标本观察

1. 间日疟原虫

（1）早期滋养体（环状体）：被寄生的红细胞尚无改变，原虫本身形似镶嵌宝石的戒指。核紫红色呈点状，1个，偶有2个。细胞质天蓝色呈环状，其大小约占红细胞直径的1/3，无疟色素（图2-10）。

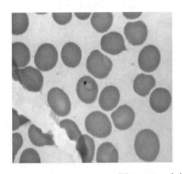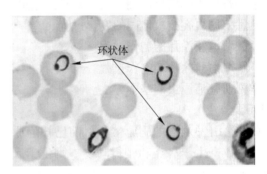

图2-10 吉姆萨染色的间日疟原虫环状体

（2）晚期滋养体（大滋养体）：是由环状体进一步发育形成的。此时被寄生的红细胞一般明显胀大，颜色较淡，常常有许多细小而颜色鲜红的薛氏点（Schüffner's dots）密布在红细胞表面。原虫形态多变，主要特征是细胞质有伪足伸展，形状不规则，呈阿米巴样，并形成空泡，紫红色的核显著增大。可见黄褐色的疟色素（图2-11）。

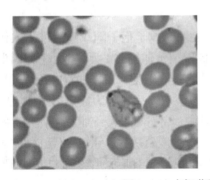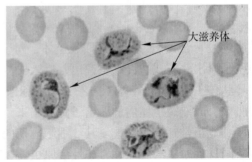

图2-11 吉姆萨染色的间日疟原虫大滋养体

（3）裂殖体：是大滋养体的进一步发育。细胞质开始变得致密，无空泡和伪足。早期裂殖体（未成熟裂殖体）的核开始分裂但细胞质未分裂，核的数量少于 12 个。若细胞质分裂，待核和细胞质均分裂至一定数目时即为成熟裂殖体。其内含裂殖子，间日疟原虫成熟裂殖体内含 12 ~ 24 个裂殖子，常为 16 ~ 18 个。此时黄褐色的疟色素集中在虫体中央或一侧（图 2-12）。

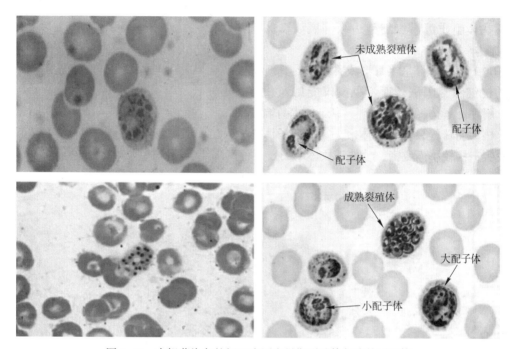

图 2-12　吉姆萨染色的间日疟原虫早期裂殖体与成熟裂殖体

以上间日疟原虫红细胞内期的各期形态约需 48 h 重复出现一次，但有时可以几个时期同时出现在一张血片上。

（4）配子体：被寄生红细胞明显胀大，疟原虫此时充满整个红细胞。它们有雌（大）、雄（小）配子体之分。雌配子体的主要特征为虫体较大，胞质致密，疟色素多而粗大，核较小而致密，偏于虫体一侧；雄配子体虫体较小，胞质疏松，疟色素少而细小，核较大而疏松，位于虫体中央（图 2-13）。

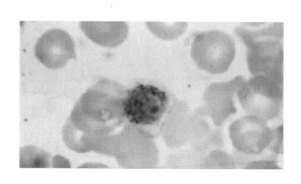
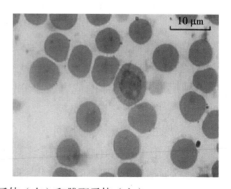

图 2-13　吉姆萨染色的间日疟原虫雄配子体（右）和雌配子体（左）

2. 恶性疟原虫

（1）早期滋养体（环状体）：一般环状体较小，约占红细胞的1/5。核小，细胞质纤细，常具有下列3个特点：①环状体常具有2个核。②同一红细胞内常有1个以上环状体寄生。③环状体多贴在红细胞边缘。有时环状体胞质可沿红细胞边缘伸展如飞鸟状（图2-14）。

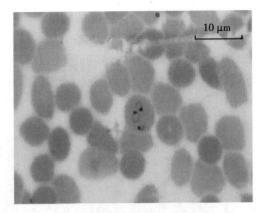

图2-14　吉姆萨染色的恶性疟原虫环状体

（2）配子体：呈半月形或香蕉形，其所寄生的红细胞常因涨破而不见或仅能见到一部分，附在配子体凹面的一侧。雄配子体两端较圆；核大而疏松，位于虫体中央。雌配子体两端较尖；核较小而致密，也位于虫体中央。疟色素围绕于核的周围（图2-15）。

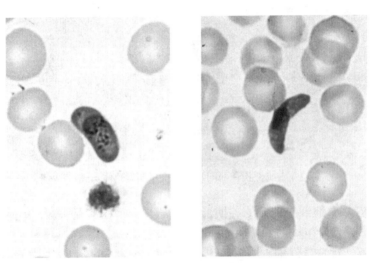

图2-15　吉姆萨染色的恶性疟原虫雄配子体（左）和雌配子体（右）

3. 三日疟原虫

（1）裂殖体：内含6~12个裂殖子，呈单瓣菊花状排列，疟色素聚集于中央（图2-16）。

（2）配子体：三日疟原虫的配子体与间日疟原虫的配子体形态相似，唯一的区别是被寄生的红细胞不表现胀大。

5种疟原虫对人体的危害各不相同，治疗方案也不相同，需要鉴别。表2-1是薄血膜中5种疟原虫主要形态的比较。

4. 疟原虫生活史其他各期

（1）子孢子：解剖感染性按蚊，从其唾液腺获得子孢子，经固定染色制成玻片标本，在显微镜高倍镜下观察。子孢子呈细长梭状，内含一个染为紫红色的核。

（2）孢子囊：解剖感染性按蚊，将其胃部制成固定标本，在显微镜低倍镜下观察。可

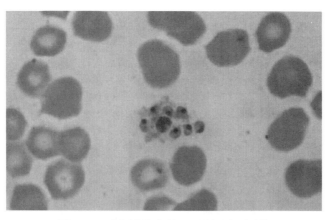

图 2-16　吉姆萨染色的三日疟原虫裂殖体

表 2-1　5 种疟原虫形态比较

主要形态名称	间日疟原虫	恶性疟原虫	三日疟原虫	卵形疟原虫	诺氏疟原虫
早期滋养体（环状体）	胞质薄，淡蓝色，环较大，约占红细胞直径的1/3；核1个，偶有2个；红细胞内多只含1个原虫，偶有2个	环较小而纤细，约为红细胞直径的1/5；核1~2个；红细胞内可含2个以上原虫，虫体常位于红细胞的边缘	胞质深蓝色；环较粗壮，约占红细胞直径的1/3；核1个；红细胞很少含有2个原虫	似三日疟原虫	似恶性疟原虫，环稍大、稍粗，为红细胞直径的1/5~1/4
晚期滋养体（大滋养体）	虫体长大，胞核亦增大，核1个；胞质增多，形状不规则，有伪足伸出，呈阿米巴状，空泡明显；疟色素黄棕色，小杆状，分散在胞质内	体小圆形，不活动；胞质深蓝色，空泡不明显；疟色素集中，黑褐色	体小，圆形或呈带状，空泡小或无，亦可呈大环状，核1个；疟色素深褐色，颗粒状，常分布于虫体的边缘	似三日疟原虫，但较大，虫体圆形；疟色素似间日疟原虫，但较少，粗大	似三日疟原虫
未成熟裂殖体	核开始分裂，为2个以上，虫体仍活动；核增多则虫体渐呈圆形，空泡消失；疟色素开始集中	虫体仍似大滋养体，较小，圆形，但核开始分裂成多个；疟色素集中，黑褐色	体小，圆形，空泡消失，核开始分裂；疟色素深褐色，分布不均	体小，圆形或卵圆形，不活动，空泡消失，核分裂成多个；疟色素棕黄色，分布不均	似三日疟原虫
成熟裂殖体	虫体充满胀大了的红细胞；裂殖子12~24个，常为16~18个，排列不规则；疟色素聚集在一侧	虫体小于红细胞，占红细胞体积的2/3~3/4；裂殖子8~26个，通常18~24个，排列不规则；疟色素集中成一团	裂殖子6~12个，通常8个，排成菊花状；疟色素深褐色，多集中在中央	裂殖子6~14个，通常8个；疟色素棕黄色，集中在中央或一侧	似三日疟原虫，但裂殖子可多至16个

续表

主要形态名称	间日疟原虫	恶性疟原虫	三日疟原虫	卵形疟原虫	诺氏疟原虫
雄配子体	圆形，略大于正常红细胞，胞质蓝而略带红；核大而疏松，淡红色，常位于中央；疟色素分散	腊肠形，两端钝圆，胞质色蓝而略带红；核疏松，淡红色，位于中央；疟色素于核周围较多	圆形，略小于正常红细胞，胞质淡蓝色；核较大而疏松，淡红色，位于中央；疟色素分散	似三日疟原虫，但稍大；疟色素似间日疟	似间日疟原虫，色素呈黑色颗粒状
雌配子体	圆形或卵圆形，占满胀大的红细胞，胞质蓝色；核较小而致密，深红色，偏于一侧；疟色素分散	大小正常或略缩小，新月形，两端较尖，紫蓝色；疟色素黑褐色，位于核周围	圆形，如正常红细胞大，胞质深蓝色；核小而致密，偏于一侧；疟色素多而分散	似三日疟原虫，但稍大；疟色素似间日疟原虫	似间日疟原虫，色素呈黑色颗粒状
被寄生红细胞的变化	除环状体外，其余各期均胀大，色淡，常呈长圆形或多边形；大滋养体期开始出现鲜红色的薛氏点（Schüffner's dots）	正常或略小，蓝色，边缘常皱缩；常有几颗粗大紫褐色的茂氏点（Maurer's dots）	正常或略小，颜色无改变；偶可见淡紫色、微细的齐氏点（Zieman's dots）	略胀大，色淡，部分红细胞变长形，边缘呈锯齿状；薛氏点较间日疟的粗大，环状体期即出现	似三日疟原虫

见在蚊胃壁上布满圆形、边缘规则的孢子囊。

（3）红外期裂殖体：猴疟肝切片（油镜），可见圆形的裂殖体，内含大量裂殖子。

5. 媒介昆虫（针插标本） 中华按蚊。

（二）实验操作

1. 薄血膜制备法　疟原虫寄生于红细胞内，从外周血液中检出疟原虫是疟疾确诊的依据。经制片、染色后，显微镜下可以鉴别疟原虫的虫种和虫期。

试剂器材：75% 乙醇棉球、采血针、载玻片、甲醇、pH 6.8~7.0 磷酸盐缓冲液（PBS）、吉姆萨染液（或瑞特染液）、显微镜等。

在普查时，一般无法考虑采血时间。在临床，对现症患者一般可随时采血，但为了提高检出率，宜考虑采血的适当时间。对典型发作的间日疟及三日疟患者，应选择发作后数小时至十余小时采血为好。此时疟原虫发育至环状体乃至大滋养体，虫体大，疟色素已形成，受染红细胞也出现变化，有利于疟原虫的检出。恶性疟原虫大滋养体和裂殖体是在皮下、脂肪和内脏微血管中发育的，通常在外周血液中不易查到，配子体在环状体出现 1 周后方能见于外周血液，故在发作时采血。采血部位：一般从患者耳垂或指尖（以左手环指为宜）取血，婴儿通常从踇趾或足跟针刺采血。用 75% 乙醇棉球消毒取血部位皮肤，待干后用左手拇指和示指捏住采血部位，右手持针迅速刺入皮肤，待血液流出或轻轻挤出血滴，供制作涂片用，采血完毕用干棉球轻压伤口止血。

本次实验采用实验室培养的恶性疟原虫血样进行薄血膜的制作。

（1）取清洁载玻片进行基本信息登记：磨砂处为右，在磨砂处写下血检患者的基本信息：编号、姓名、制片日期。

（2）采血：临床上采血部位为手指末端或耳垂，婴儿可从踇趾或足跟取血。此实验取人工培养的恶性疟原虫血样 2~5 μL 至载玻片（甲片）一端。

（3）涂片：左手拇指及示指持握载玻片的两端，另取推片（乙片），以右手掌握推片中央两侧，置血滴之前，使推片的下缘触血滴，血液在载玻片（甲片）与推片（乙片）之间扩展，分散于两玻片接触处，两玻片保持 30°~45° 角，将乙片紧靠甲片，沿着甲片的表面轻而迅速地向前推动，直到甲片的另一端为止（图 2-17）。推动时注意保持一定的速度和两片间的角度，切忌过分用力、中间停顿或重复推片，否则将使血细胞破碎或涂布不匀血膜断裂。从右向左迅速推成舌状薄血膜，无裂痕，其末端突出呈舌尖形。

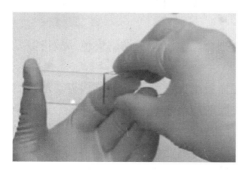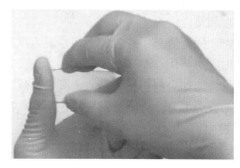

图 2-17 薄血膜制作

（4）固定：薄血膜晾干后，置于染色架上，吸取少量甲醇平铺于薄血膜上固定，冲洗，干燥。

（5）吉姆萨染液染色：吉姆萨染料原液经 PBS 1∶10 稀释后即成使用染液。于血膜上滴加染液，覆盖血膜，计时 15 min，冲洗，干燥。

（6）镜检：油镜下观察各期疟原虫。

2. 厚血膜的制作　厚血膜可置于薄血膜的另一端。用推片的一角从刺血点或鼠疟原虫感染小鼠鼠尾取血 2~3 滴，置载玻片上，自里向外顺着一个方向涂成直径约 1 cm 大小、厚薄均匀的圆形血膜，然后平置桌上，待自然干燥。厚、薄血膜间用蜡笔画线分开。充分晾干后，使厚血膜溶血，与薄血膜一起染色。溶血方法为：滴加数滴蒸馏水于厚血膜上，使红细胞溶解，待血膜呈灰色时，将水倒去，晾干。

3. 鼠疟模型制作　取疟原虫保种小鼠一只，尾末端剪去，采血，镜检红细胞内期出现环状体、大滋养体和裂殖体期，加入含抗凝剂的 EP 管中，颠倒混匀。用生理盐水稀释至 3~6 mL，取稀释后的含疟原虫的血液 0.1~0.2 mL 经腹腔种植小鼠。注射前后均用乙醇棉球消毒腹部。若接种鼠感染度低，可适当增加感染量。接种后将鼠放回饲养笼内饲养，感染 4~5 天可取小鼠尾静脉血涂片染色镜检。

取感染鼠疟原虫的小白鼠制作薄血片，采血时用剪刀把鼠尾末端剪去，挤出血滴置于一张洁净载玻片上的一端，制作薄血膜推片。将制好的血片置于空气中干燥，用甲醇 1~2 滴置于血片上，均匀散开，固定血膜，干透后再染色。

鼠疟与人疟形态相似，虫体较小，同一个红细胞内可寄生 2~3 个疟原虫。观察时，注意疟原虫是否被染上，有否染料颗粒黏附在血片上，涂片是否均匀（上述为鉴定个人操作中的涂片、染色质量）。

解剖疟原虫感染小鼠，观察其内脏变化，常见脾大、肝颜色变淡、小鼠尾巴颜色发白等贫血症状。条件许可的情况下，可取小鼠肝、脾做病理切片，观察肝、脾的组织病理变化。

4. 注意事项

（1）载玻片要求清洁无油垢，拿玻片时手指切勿接触玻片的正面。

（2）取血不宜过多，否则血片太厚不易观察。

（3）推片时不要用力过大、过快，要均匀用力，并保持 30°～45° 角，中途不能停顿。

（4）厚、薄血膜制备在一张载玻片时，应注意在厚血膜溶血前必须先用甲醇固定薄血膜，以避免接触水而使薄血膜上的红细胞溶解。厚血膜溶血时间不可太长，不要振荡，以防血膜脱落。

（5）固定液是甲醇溶液，切忌混入水滴，否则会发生沉淀，妨碍染色，故染液发现有沉淀时不可再用。

（6）滴加染料切忌太多，否则染料残渣粘在血膜上无法洗净，影响检查。加水后必须与染料充分混合，否则会发生染色不均。冲洗血膜时应流水直接将染液冲去，避免染料黏着血膜。

（7）吉姆萨染液要新鲜稀释，不要有沉渣。染色时不能使染液干燥。

（8）染好血片后，待自然干燥，或使用吹风机，不能火烤。

（9）鼠疟的形态与间日疟原虫相似。

（10）红细胞感染率计算法（薄血膜）：显微镜下（10 目镜 ×100 油镜）选择红细胞排列整齐密集、无重叠的视野（约 300 红细胞 / 视野）。

红细胞疟原虫感染率（%）= 疟原虫数 ÷ 计数的红细胞数 ×100

红细胞疟原虫感染密度 = 红细胞感染率 × 红细胞数 / 每微升血

【作业】

1. 用彩色铅笔绘出观察到的各期疟原虫，并标注结构名称。

2. 每人交一张薄血片标本，并经吉姆萨染液染色。注明姓名、班级以便检查。

3. 计算感染后小鼠红细胞内各时期疟原虫比例及红细胞中疟原虫的感染率。

【复习思考题】

1. 在制作一张薄血片的过程中有些什么体会？一张满意的薄血片应具备哪些条件？

2. 间日疟原虫和恶性疟原虫红细胞内期形态有何不同？为何恶性疟原虫裂殖体期在外周血液不易被发现？

二、刚地弓形虫（*Toxoplasma gondii*）

【学习要求】

1. 熟悉弓形虫滋养体、包囊和卵囊的形态特征。

2. 了解弓形虫的生活史发育过程。

【学习要点】

弓形虫为可寄生多宿主的机会致病性原虫，人对弓形虫普遍易感，但多为隐性感染，弓形虫主要侵犯眼、脑、淋巴结等组织的细胞。根据弓形虫发育期的不同，可分为5种不同形态：滋养体、包囊、裂殖体、雌雄配子体和卵囊。滋养体和包囊寄生于人和其他动物（中间宿主）的有核细胞内，进行出芽增殖。裂殖体、配子体和卵囊仅在猫科类（终宿主）的小肠上皮细胞内发育，进行有性（配子）增殖。卵囊、包囊和滋养体均可成为感染期。传染源主要为动物，尤其是猫粪内排出的卵囊；感染的主要方式为吞食含有包囊的畜肉类，也可通过胎盘血流，将弓形虫滋养体传给胎儿，造成胎儿畸形。

【实验内容】

（一）示教标本观察

1. 中间宿主细胞内

（1）滋养体：香蕉形或半月形，一端较尖，一端钝圆较膨隆；一边较扁平，一边弯曲。长4~7 μm，吉姆萨染色可见一红色的核，位于虫体中央，核仁较大；细胞质呈淡蓝色。在急性感染时常出现在胸腔积液、腹水和脑脊液中，呈单个或成对排列。滋养体在细胞内可增殖形成虫体集合体，称为假包囊，内含数十个滋养体（速殖子）（图2-18）。

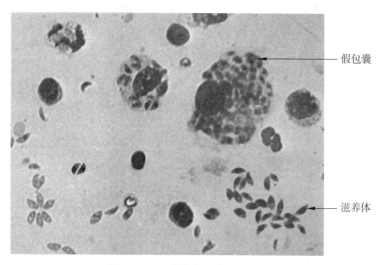

图2-18　弓形虫假包囊和滋养体

（2）包囊：圆形，外有一层囊壁，内含数个至数百个滋养体（缓殖子），直径可达30~60 μm。此型在慢性感染者的组织内可查见，如脑、视网膜、淋巴结为多见。可用组织印片或切片检查（图2-19）。

2. 终宿主体内　卵囊：猫粪涂片可查见。呈卵圆形，具双层囊壁，光滑，微带绿色，10~12 μm大小。成熟的卵囊内含2个孢子囊，每个孢子囊内含有4个长形、微弯的子孢子。成熟的卵囊也可在肠上皮细胞破裂后落入肠腔，随粪便排出（图2-20）。

（二）实验操作

1. 腹腔液直接涂片法　感染小鼠麻醉后抽取腹腔液，做涂片，或离心沉淀后吸取沉渣涂片，再用甲醇固定，经吉姆萨或瑞特染色后，显微镜下检查弓形虫滋养体或包囊。如查不到虫体，可做动物接种。

2. 动物接种分离法或细胞培养法查找滋养体　动物接种分离病原体可提高检出率。

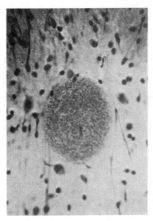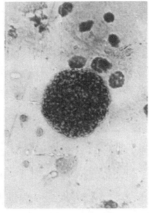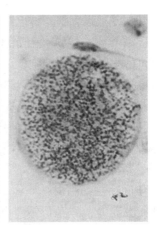

图 2-19　弓形虫包囊

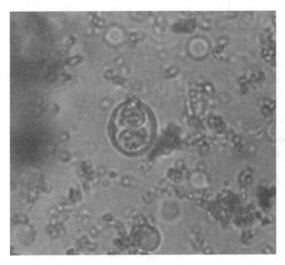

图 2-20　弓形虫卵囊

方法：将样本接种于实验动物小鼠腹腔内（一般 3 只），7～10 天后如小鼠发病，会见其食欲下降、呆滞、松毛、眼睛干涩。抽出腹腔液可查到滋养体。如阴性，用接种鼠的腹腔液转种 2～3 代。样本亦可接种于离体培养的单层有核细胞。动物接种和细胞培养也是目前比较常用的病原检查法。

3. 检测卵囊　取猫粪便用生理盐水直接涂片。用高倍镜观察，可见卵囊圆形或椭圆形，具有双层光滑透明的囊壁。成熟卵囊大小为 11 μm×12.5 μm，含 2 个孢子囊，每个孢子囊内含 4 个新月形子孢子。

4. 注意事项　在处理活体标本时，要戴好手套、口罩，做好防护工作，要在生物安全条件下谨慎操作，并做好污物的处理。

【作业】
用彩色笔绘制弓形虫滋养体并标注结构。

【复习思考题】
鉴于弓形虫病原学检查的不足和血清学技术的进展，血清诊断已成为当今广泛应用的诊断手段，方法种类较多，请总结相关诊断方法。

三、隐孢子虫（*Cryptosporidium*）及其他孢子虫

【学习要求】

1. 认识粪便内的隐孢子虫卵囊的形态特征。
2. 了解肉孢子虫孢子囊、卵囊的形态特征和肉孢子虫的危害。
3. 了解贝氏囊等孢球虫卵囊的形态特征和贝氏囊等孢球虫的危害。
4. 了解微孢子虫成熟的孢子形态特征和粪便三色染色查微孢子虫的方法。
5. 了解人芽囊原虫虫体的形态特征及人芽囊原虫病的诊断方法和临床症状。
6. 了解巴贝虫滋养体的形态特征。

【学习要点】

隐孢子虫的生活史分为无性、有性和孢子生殖三个阶段，均可在同一宿主体内进行。宿主粪便内的卵囊可排出体外，被人或牛吞食后在消化道内逸出子孢子，进入肠上皮细胞的刷状缘发育为滋养体、裂殖体和雌、雄配子体。雌、雄配子体结合为合子，继续发育为卵囊，经粪便而污染外环境。由于虫体寄生并破坏，影响肠绒毛的正常功能常引起腹泻。

肉孢子虫的生活史中，牛或猪等中间宿主食入随终宿主粪便排出的卵囊或孢子囊而被感染，在其小肠内，子孢子脱囊而出并穿过肠壁侵入血液，在多数器官的血管内皮细胞内进行裂体增殖。经几代裂体增殖后，裂殖子即向肌细胞内移行，发育成肉孢子囊，囊内的滋养母细胞增殖生成缓殖子。一旦含肉孢子囊的肉类被终宿主（包括人）摄入后，囊内的缓殖子可侵入终宿主小肠固有层，无需经过裂体增殖而直接形成配子。雌、雄配子体结合形成合子，最终形成卵囊，并在小肠固有层逐渐发育成熟。

贝氏囊等孢球虫为寄生于人体的一种肠道寄生虫，主要寄生于小肠，引起贝氏囊等孢球虫病。在人类小肠上皮细胞内存在有贝氏囊等孢球虫的裂体增殖期和孢子生殖期虫体。雌、雄配子体结合形成合子，进而发育为卵囊，卵囊脱入肠腔可经粪便排出体外。成熟的卵囊为感染期，卵囊污染食物或饮用水，继而经口侵入人体，在小肠中脱囊释出子孢子，后者侵入肠黏膜。在肠黏膜上皮细胞内，子孢子发育成为滋养体，经裂体增殖形成裂殖体，裂殖体成熟后释放出的裂殖子可侵入邻近的上皮细胞。裂殖子可继续裂体增殖或形成雌、雄配子体。雌、雄配子体结合形成合子，最终形成卵囊，排出体外，完成其生活史。

微孢子虫的发育过程包括裂殖体（也称分裂体）、孢子体、成孢子细胞和孢子等阶段。孢子是其典型的阶段，是微孢子虫的感染期，也是微孢子虫生活史中唯一可在宿主细胞外生存的发育阶段。其生活史主要包括裂体生殖和孢子生殖两个阶段，且在同一宿主体内进行。在孢子生殖过程中形成厚壁孢子，成为对外界环境具有较强抵抗力的感染期虫体。

人芽囊原虫形态多样，在体外培养时可见空泡型、颗粒型、阿米巴型、复分裂型、包囊型。包囊圆形或卵圆形，外覆一层厚的囊壁，因此包囊对外界有较强的抵抗力。

巴贝虫的生活史包括在媒介蜱体内有性繁殖和哺乳动物红细胞内无性发育两个阶段。幼蜱叮人吸血时，吸入宿主外周血红细胞内的雌、雄配子体，后者进一步发育成含有子孢子的孢子母细胞或卵囊。子孢子通过幼蜱叮咬进入哺乳动物红细胞内。在宿主红细胞内大多数裂殖子发育为滋养体，并以二分裂法繁殖。红细胞破裂后，裂殖子逸出，再侵入新的红细胞，重复分裂繁殖。某些滋养体发育为配子体。

【实验内容】

（一）示教标本观察

1. **隐孢子虫卵囊** 染色玻片标本。油镜下可见卵囊呈圆形或椭圆形，直径4~6μm，染成玫瑰红色，背景蓝绿色。成熟的卵囊内含有4个裸露的子孢子和由颗粒物组成的残留体。子孢子呈月牙形，排列多不规则。残余体为蓝黑色颗粒状，大小不等（图2-21）。

2. **肉孢子虫孢子囊** 孢子囊在中间宿主肌肉中大小差别很大，通常长径为1~5cm，横径0.1~1cm，圆柱形或纺锤形。囊壁内有很多间隔把囊内虫体缓殖子分隔成簇（图2-22）。

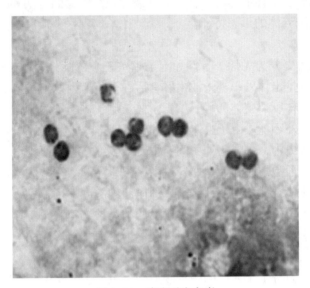

图2-21 隐孢子虫卵囊

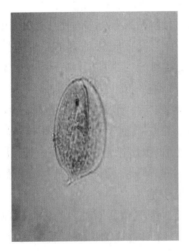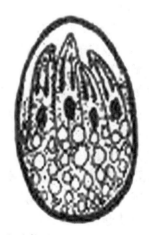

图2-22 肉孢子虫孢子囊

3. **贝氏囊等孢球虫卵囊** 大小为（20~33）μm×（10~19）μm，圆形或长椭圆形。出现在粪便中的卵囊仅含1个孢子体，经48h后形成内含2个孢子体的成熟卵囊，每个孢子体内包含 4 个半月形子孢子（图 2-23）。

4. 微孢子虫孢子 长 2 ~ 3 μm，宽 1.5 ~ 5 μm，圆形或椭圆形。成熟的孢子内含有极管，亦称极丝。极管呈螺旋状，从孢子前端的固定盘连至虫体末端，并缠绕胞核，后端有一空泡（图 2-24）。

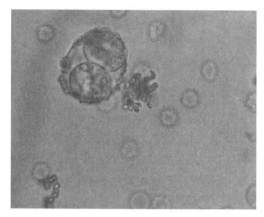

图 2-23 贝氏囊等孢球虫卵囊

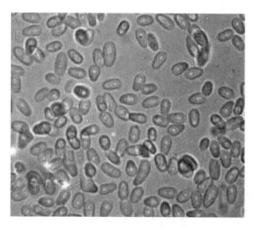

图 2-24 微孢子虫孢子

（二）实验操作

隐孢子虫卵囊染色：粪便（水样或糊状便为好）直接涂片染色，检出卵囊即可确诊。有时呕吐物和痰液也可作为受检标本。

1. 金胺 - 酚染色法 新鲜或甲醛固定后的标本均可用此法，染色后在荧光显微镜下观察。卵囊圆形，呈明亮乳白 - 黄绿色荧光。低倍镜下为圆形小亮点，周边光滑，虫体数量多时可遍布视野。高倍镜下卵囊壁薄，中央淡染，形似环状。本方法简便、敏感，适用于批量标本的过筛检查。

2. 改良抗酸染色法（modified acid-fast staching method） 染色液配方：苯酚复红染色液（第一液）：碱性复红 4 g，95% 乙醇 20 mL，苯酚 8 mL，蒸馏水 100 mL；10% 硫酸溶液（第二液）：纯硫酸 10 mL，蒸馏水 90 mL（边搅拌，边将硫酸徐徐倾入水中）；1 : 10 孔雀绿工作液（第三液）：2% 孔雀绿原液（孔雀绿 2 g，蒸馏水 100 mL）1 mL，蒸馏水 10 mL。

3. 改良抗酸染色法步骤

（1）以竹签挑取患者粪便少许，于载玻片上涂制成薄粪膜，自然晾干。

（2）滴加甲醇固定。

（3）置玻片于染色架上，滴加第一液盖满粪膜，染色 1.5 ~ 10 min，用水冲洗。

（4）滴加第二液脱色，1 ~ 10 min，用水冲洗。

（5）滴加第三液，约 1 min，用水冲洗，自然干燥。

（6）油镜检查，可见染成玫瑰红色的卵囊。

4. 注意事项 改良抗酸染色法中如染色（1.5 min）和脱色（2 min）时间短，卵囊内子孢子边界不明显；如染色时间长（5 ~ 10 min），脱色时间需相应延长，子孢子边界明显。

【作业】

绘制隐孢子虫卵囊形态图并标注结构。

【复习思考题】

不同的孢子虫感染有何不同的临床表现？各自的病原学诊断方法及具体操作是什么？取材要注意什么？

四、结肠小袋纤毛虫（*Balantidium coli*）

【学习要求】

1. 掌握结肠小袋纤毛虫滋养体及包囊的形态特点。

2. 熟悉结肠小袋纤毛虫的生活史及致病。

3. 了解结肠小袋纤毛虫的流行及防治原则。

【学习要点】

结肠小袋纤毛虫属小袋科、动基裂纲，是人体最大的寄生性原虫。该虫寄生于人体结肠内，可侵犯宿主的肠壁组织，引起结肠小袋纤毛虫病，也称结肠小袋纤毛虫痢疾。该虫有滋养体和包囊两个生活史阶段。包囊随食物或水经口进入宿主体内，在胃肠道脱囊逸出滋养体。滋养体在结肠内定居，以横二分裂进行繁殖。在一定的条件下，滋养体可侵犯肠壁组织，一部分滋养体变圆，分泌囊壁将虫体包围成囊，包囊随粪便排出体外，不再进行分裂增殖。

【实验内容】

示教标本观察

1. 滋养体铁苏木素染色玻片标本 滋养体呈椭圆形或卵圆形，大小为（30～150）μm×（25～120）μm，全身被有纤毛。可见一个肾形的大核和一个圆形的小核，后者位于前者的凹陷处。滋养体前端有一凹陷的胞口，下接漏斗状胞咽，后端可见胞肛。虫体中、后部各有一伸缩泡（图2-25）。

2. 包囊铁苏木素染色玻片标本 用高倍镜和油镜观察。包囊圆形或椭圆形，直径为40～60 μm，囊壁厚而透明，染色可见一明显的腊肠形蓝黑色大胞核（图2-26）。

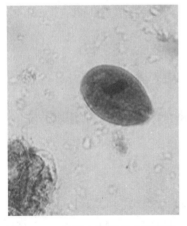

图2-25 结肠小袋纤毛虫滋养体

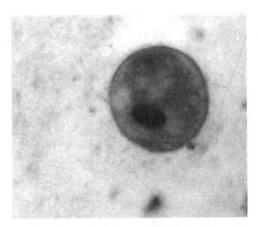

图2-26 结肠小袋纤毛虫包囊

【作业】

绘制结肠小袋纤毛虫包囊形态图并标注结构。

【复习思考题】

结肠小袋纤毛虫的病原学诊断方法及具体操作是什么？取材要注意什么？

（张青锋　王　飞）

数字课程内容

⬇ 实验PPT　　　✏ 复习思考题答案

实验三
吸　　虫

一、华支睾吸虫（*Clonorchis sinensis*）

【学习要求】

1. 掌握华支睾吸虫卵的形态特征。

2. 掌握粪便直接涂片法和沉淀法的操作过程及适用范围。

3. 熟悉华支睾吸虫成虫的形态特征。

4. 了解吸虫生活史的各个发育阶段。

5. 了解吸虫的一般形态特征。

【学习要点】

华支睾吸虫亦称中华分支睾吸虫或中华支睾吸虫，因其成虫主要寄生在终宿主的肝胆管内，故俗称肝吸虫。虫卵随宿主胆汁进入小肠，然后随粪便排出体外。粪便入水后，虫卵被第一中间宿主淡水螺吞食并进入其肠内，毛蚴顶开卵盖脱壳而出，一个毛蚴发育为一个胞蚴。胞蚴体内的生殖细胞经过分裂，发育成许多雷蚴。雷蚴体内生殖细胞成批分裂繁殖，产出大量尾蚴。成熟的尾蚴自螺体逸出后在水中游动，当遇到适宜的第二中间宿主淡水鱼、虾时，在其体内分泌成囊物质形成囊蚴。当终宿主食入含活囊蚴的鱼虾肉时，囊蚴在终宿主的消化道内，囊内幼虫破囊壁而出即成为童虫，循胆汁逆流而行，经总胆管进入肝胆管发育为成虫。成虫寄生在肝胆管内破坏胆管上皮及黏膜下血管，摄取血液。

【实验内容】

（一）示教标本观察

1. 华支睾吸虫生活史各阶段

（1）成虫：虫体背腹扁平，前端略窄，后端钝圆，似葵花籽状。体柔软，半透明，体表无棘。长 10～25 mm，宽 3～5 mm。前端稍窄，具口吸盘，在前端约 1/5 的腹面有腹吸盘，口吸盘略大于腹吸盘。口位于口吸盘中央，后接一球形的咽，再经短的食管与肠支相接，肠支分为两支，沿虫体两侧直达后端，末端为盲端，不汇合。雄性生殖器官有睾丸 1 对，前后排列于虫体后 1/3 处，呈分支状。两睾丸各发出 1 条输出管，向前约在虫体中部汇合成很短的输精管，通入贮精囊，经射精管开口于腹吸盘前缘的生殖腔。无阴茎袋、前列腺和阴茎。雌性生殖器官有卵巢 1 个，细小、分叶，约在虫体中、后 1/3 交界处。输卵管自卵巢开始，其远端为卵模，卵模周围为梅氏腺。受精囊呈椭圆形，位于睾丸和卵巢之间。劳氏管细长、弯曲，一端接受精囊和输卵管，另一端开口于虫体背面，通过扫描电镜和透射电镜观察，认为劳氏管可能是交配器官。卵黄腺为颗粒状，在虫体两侧，从受精囊的水平线向上伸展至近腹吸盘水平。左右两卵黄管在中间汇合形成一个细小的卵黄囊。子宫从卵模开始盘绕而上，达腹吸盘水平，然后开口于生殖腔。排泄囊为一略带弯曲的长袋，前端到达受精囊处，并向左右发出两支集合管，排泄孔开口于虫体末端（图2-27）。

（2）虫卵：黄褐色，形似芝麻，前端较窄，有小盖，卵盖周围的卵壳增厚隆起形成肩峰；后端钝圆，有一结节样小突起，称小疣。卵的大小为（27～35）μm×（12～20）μm，平均为29μm×17μm。卵内含毛蚴（图2-28）。卵盖圆形，直径6.0～6.5μm，肩峰宽0.2～0.3μm。盖的对端突出一个结节，高1.0～1.5μm。卵壳一层，厚0.7～1.0μm。卵内毛蚴头端无纤毛，体纤毛长2～3μm，与卵壳内壁相接触。

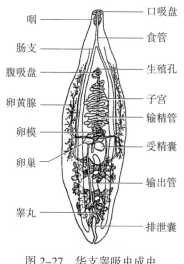

图2-27 华支睾吸虫成虫

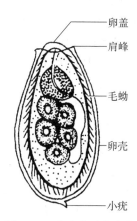

图2-28 华支睾吸虫虫卵

（3）毛蚴：呈卵形，前端钝圆，后端较窄，大小约32μm×17μm，表皮有许多纤毛。体前端有刺1根。体内可见袋形的消化器官、腊肠形的分泌腺以及生殖细胞等。另有神经节、具有1对焰细胞的排泄系统。无眼点。

（4）胞蚴：袋状，内有生殖细胞或生殖细胞团。成熟胞蚴内含许多早期雷蚴。

（5）雷蚴：呈袋状，具有咽-肠及生殖细胞团。成熟雷蚴内通常含6～8个尾蚴，有时可多达50个。

（6）尾蚴：形似烟斗状，具有圆筒形的体部和弯曲的尾部，尾部分叉。体部大小为（216～238）μm×（62～93）μm，尾部长度大于体部2～3倍。体表具小刺，有13根细长的感觉毛。在体前端的背面有眼点1对。

（7）囊蚴：椭圆形或圆形，平均大小为（150～170）μm×（130～150）μm。囊壁有两层，透明，外壁较厚，达3～4μm，内壁较薄，幼虫迂曲在囊内，不断做旋转运动。口吸盘和腹吸盘大小相近。有一个大的排泄囊，囊内含有黑色钙质颗粒。囊蚴初形成时仍留有眼点，后逐渐消退，至15天囊蚴成熟时完全消失。

2. 华支睾吸虫中间宿主

（1）第一中间宿主：豆螺、沼螺等，均为小型淡水螺。

（2）第二中间宿主：麦穗鱼、淡水虾。

（二）实验操作

1. 成虫 肉眼标本：虫体灰白色半透明，大小、外形似葵花子仁，尖细端为前端，后端较为钝圆。

2. 玻片卡红染色标本（在低倍镜下观察）

（1）消化系统：虫体前端顶部有口吸盘，腹吸盘位于虫体前端约 1/5 处的腹面，口位于口吸盘内，接着是一个球形肌性的咽，咽后为一短的食道，其后端分为两支肠管，沿虫体两侧延伸到后端，有时肠管稍有弯曲，末端为盲端。

（2）生殖系统

1）雄性：一对分支状睾丸位于虫体后 1/3 处，每个睾丸发出一条输出管，两管约在虫体中部汇合为输精管，向前逐渐膨大而形成略呈波浪状的管状贮精囊，其前接射精管，开口于腹吸盘前缘的生殖腔。

2）雌性：卵巢一个，边缘分叶。由卵巢发出一输卵管，略延长后即膨大成卵模，卵模外为单层细胞的梅氏腺所包围；卵模另一端为子宫，子宫盘曲向前，开口于腹吸盘前缘的生殖腔（子宫中含大量虫卵）。在卵巢后方有一较大椭圆形的受精囊与输卵管相通，另有一细长的劳氏管，由输卵管起沿受精囊一侧略作弯曲，开口于虫体背面。卵黄腺在虫体中段肠管外侧，两侧的卵黄腺各有一卵黄管向中部横延，在卵巢下方汇合成总卵黄管通到近卵模的输卵管。

（3）排泄系统：仅见排泄囊部分，该囊为略呈弯曲的长管状，开口在虫体末端的排泄孔。

3. 虫卵 用吸管取固定保存的华支睾吸虫虫卵少许，滴于载玻片上，加盖片。该虫卵为人体常见蠕虫卵中最小的一种。先用低倍镜找到黄褐色如芝麻形状的虫卵，再换高倍镜观察。虫卵卵壳较厚，稍窄的顶端有明显的卵盖，卵盖周围的卵壳增厚外凸形成肩峰，与卵盖相对的一端有时可见一逗点状突起，虫卵内含一成熟毛蚴。

4. 检查鱼肉

（1）鱼肉压片法查吸虫囊蚴：剪取绿豆大小鱼背部肌肉，放在两张载片中，用力将鱼肉压成薄片，在低倍镜下观察。囊蚴为椭圆形，两层囊壁，囊内后尾蚴具有口、腹吸盘及充满暗黑色折光颗粒的排泄囊。

（2）鱼肉人工消化法（讲解示教、介绍方法）：将鱼肉切碎，放在人工消化液中，置 37℃孵箱内 5～12 h，并不时搅拌，采用自然沉淀法从沉渣中查找华支睾吸虫囊蚴。人工消化液为含有 0.6% 胃蛋白酶和 0.3% 盐酸的生理盐水。

5. 检查粪便中的华支睾吸虫卵

（1）直接涂片法：取清洁载玻片，中央滴加一滴生理盐水，用竹签挑取少许粪便，置生理盐水中涂布均匀后加盖玻片。

说明：①涂片厚薄以透过粪便涂片隐约能辨认书上的字迹为宜。②此法为粪检常规，适用于检查线虫卵、吸虫卵、绦虫卵及原虫的滋养体和包囊。但粪便中虫卵太少时往往不易发现，是其缺点。

（2）沉淀法（讲解示教）

1）自然沉淀法：取粪便 30 g，加水调匀，经金属筛或纱布滤入量杯。用清水冲洗筛上粪渣至量杯将满。静置 25 min 后倾去上清液，重新加满清水。以后每隔 15 min 换水一次直至水清为止。最后倾去上清液，取沉渣镜检。

2）醛醚离心沉淀法：取粪便 2 g，加水调匀，经纱布滤入量杯。将滤去粗渣的粪液，置离心管中，以 1 500~2 000 r/min 的速度离心 5 min，倾去上液，注入清水，调匀，再离心沉淀，如此反复沉淀 2~3 次，倾去上液，取沉渣加 10% 甲醛 7 mL，5 min 后再加乙醚 3 mL，充分摇匀后离心 2 min，可见管内自上而下分为 4 层，弃去上 3 层，取底部沉渣涂片镜检虫卵。

【作业】

绘制华支睾吸虫卵图并注明结构。

【复习思考题】

1. 华支睾吸虫的感染阶段和诊断阶段分别是什么？

2. 华支睾吸虫虫卵和成虫的结构特点有哪些？

3. 为何华支睾吸虫感染率有上升的趋势，且有明显的地区性？

二、卫氏并殖吸虫（*Paragonimus westermani*）

【学习要求】

1. 掌握卫氏并殖吸虫虫卵的形态特点。

2. 了解卫氏并殖吸虫痰液沉淀检查法。

3. 结合标本了解卫氏并殖吸虫的生活史和成虫寄生部位。

【学习要点】

并殖吸虫的生活史全过程包括卵、毛蚴、胞蚴、母雷蚴、子雷蚴、尾蚴、囊蚴、后尾蚴、童虫和成虫阶段。需经过在终宿主、第一中间宿主及第二中间宿主体内的更换，卵随痰或粪自终宿主体内排出后入水才可进一步发育。毛蚴借其纤毛游动，可从螺的软体部侵入螺体，发育成胞蚴。胞蚴体内胚团增殖为许多母雷蚴，母雷蚴体内增殖出许多子雷蚴。在成熟的子雷蚴体内，常含有 10~20 个不同发育期的尾蚴。尾蚴自螺体逸出遇适宜的甲壳类第二中间宿主（如溪蟹、蝲蛄），即进入其体内后发育成囊蚴。哺乳动物为终宿主，食入含囊蚴的第二中间宿主后，囊蚴随之进入宿主的消化道。囊蚴在宿主的十二指肠、空肠上端受胆汁、肠液的作用及肠腔内温度、pH 的刺激，于 30 min 左右脱囊，自囊蚴脱出的后尾蚴即为童虫，穿过肠壁进入腹腔。游离于腹腔内的虫体很快侵入腹壁，在腹壁停留约 1 周，虫体渐增大，又从腹壁再度回到腹腔，童虫沿肝表面或经实质移行，穿过膈肌至胸腔入肺，破坏肺组织形成虫囊。虫体在囊内逐步发育为成虫。从囊蚴感染至成虫发育成熟需 2~3 个月。成虫寄生在肺内的虫囊中，也可穿出虫囊，在宿主体内各器官之间游走窜扰。

【实验内容】

（一）示教标本观察

1. 成虫　活虫体因伸缩活动而体形多变，呈肉红色。虫体肥厚，背侧略隆起，腹面较平。固定后染色前虫体呈灰白色，椭圆形或略似梭形，体长均在 19 mm 以下，宽度一般不超过 7 mm。虫体体表除口吸盘、腹吸盘、生殖孔及其邻近部位外，均密布细小尖刀形或凿形体棘；口吸盘在虫体前顶端，腹面中部偏前有腹吸盘，两吸盘大小近似。消化系统始于口吸盘中央的口，后有短小的前咽和球状的咽，食管短，其后分为两支单管型的肠管，沿虫体两侧形成 3 ~ 4 个弯曲而达虫体后端，以盲端结束。生殖系统为雌雄同体。雄性生殖器官有指状分支的睾丸 2 个，左右并列在体后 1/3 处，两肠支之间。两睾丸各发出 1 条细输出管，前行至腹吸盘后方汇合成输精管，接弯曲的贮精囊，末端形成射精管，开口于生殖腔。雌性生殖器官包括卵巢、子宫各 1 个，并列于睾丸之前、腹吸盘之后的虫体两侧；卵巢具有多个分叶，卵巢发出的输卵管，与受精囊、卵黄总管及劳氏管连接后，经梅氏腺包围的卵模通向子宫；子宫盘曲成团；成熟虫体的子宫内充满大量虫卵，子宫末端亦开口于生殖腔，生殖腔开口于腹吸盘侧后方的生殖孔；卵黄腺由许多密集的卵黄滤泡组成，分布虫体两侧，自口吸盘起直至虫体末端。两侧卵黄管经虫体中部的横卵黄管汇合于卵黄囊，再通过卵黄总管汇入输卵管而进入生殖腔。排泄系统的排泄囊前端达肠分支处，后端开口于虫体末端腹面的排泄孔。

2. 虫卵　卵圆形，金黄色或深黄色。大小为（80 ~ 118）μm ×（48 ~ 60）μm。卵的最宽径一般近卵盖端。卵盖较宽，由边缘向中央拱起，盖在卵一端或略倾斜，有时可见到脱盖的卵。卵盖与壳连接处有缝迹，形成盖沟。卵壳表面光滑，在光学显微镜下观察可见卵壳厚薄不匀，一般近盖端壳略薄而无盖端壳增厚。卵内含卵细胞 1 个、卵黄细胞 5 ~ 12 个。卵细胞常被卵黄细胞所遮而不易清晰见到。卵的切面为不等边的三面体，偶尔还可见到圆形和四方形。观察时，因卵所处的位置不同而出现卵的左右两侧对称或不甚对称的现象（图 2-29）。

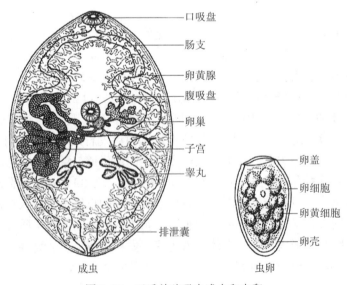

图 2-29　卫氏并殖吸虫成虫和虫卵

3. 毛蚴　呈梨形或长椭圆形，大小在（80 ~ 90）μm ×（36 ~ 54）μm。体表有 4 排纤毛板，其上密布纤毛。体前端有几个腺细胞合并成的顶腺和一神经节团，顶腺能分泌溶组织物质。体后半部有大小不等的胚细胞。排泄系统由焰细胞 1 对、排泄管及排泄孔组成。

4. 胞蚴 早期胞蚴呈圆形，成熟的胞蚴呈袋形。内含胚团及母雷蚴二十余个。

5. 母雷蚴 短圆柱形，前端有口、咽、食管及肠管。内含子雷蚴十余个。

6. 子雷蚴 长圆柱形，外形与母雷蚴相似，但肠管较长，可达体的中部或后部。在成熟的子雷蚴体内可见到 20 个以上不同发育期的尾蚴，不同虫种的子雷蚴体内所含尾蚴数或有不同。成熟的尾蚴不断地由子雷蚴咽部附近的产孔中逸出。

7. 尾蚴 体部椭圆形，尾部短小呈球形，属微尾型的短尾尾蚴。体表密布细棘。体前端有圆形口吸盘，其背侧有锥刺一支。腹吸盘略小，位于体部中横线之后。虫体前端有穿刺腺 7 对，两侧 4 对较大，染色较深；中间 3 对较小，染色较浅。腹吸盘后方有一个倒三角形排泄囊，侧面观时呈一凹陷。体后部或有细刺。

8. 囊蚴 圆球形或椭圆形，直径为 400 μm 左右。乳白色，具内外两层囊壁，因虫种不同，或有三层囊壁或仅有一层囊壁。外层囊壁薄而易破，内层囊壁较厚。囊内的幼虫称为后尾蚴，蜷缩或折叠卷曲于囊内，故仅能看到充满黑色颗粒的排泄囊和两个弯曲的肠支。口吸盘或可见到，而腹吸盘则常被排泄囊遮掩不易见到。

9. 后尾蚴 从囊蚴内脱出的幼虫仍称为后尾蚴。长椭圆形。虫体伸缩活动力强，体形变化大。具口、腹吸盘，后者明显大于前者。两肠支弯曲，达体后端。肠支间有长条形排泄囊，囊内充满黑色颗粒。排泄囊前端达肠分叉处，后端由排泄孔开口于虫体后末端。两吸盘间有数十个腺细胞。沿虫体两侧，有焰细胞 60 个，连两侧排泄管通向排泄囊。雌、雄生殖原基位于腹吸盘后。

10. 童虫 形如成虫而较小，生殖器官隐约可辨但尚未发育成熟。

11. 第一中间宿主 川卷螺，其个体大，黑褐色，螺旋粗大。

12. 第二中间宿主 石蟹、蝲蛄。

13. 寄生肺部的卫氏并殖吸虫成虫囊肿大体标本 犬肺中有酱紫色的结节状包块，其内有成虫寄生。

（二）实验操作

1. 成虫

（1）肉眼标本：新鲜虫体浅肉红色，半透明，呈短或长椭圆形，背部隆起，腹面扁平，形如半粒黄豆；腹面中部有呈黄色的子宫，内含大量金黄色虫卵。固定后的虫体为灰白色。

（2）玻片卡红染色标本：用放大镜或低倍镜观察。

口吸盘位于虫体前端，腹吸盘位于虫体中横线之前，口、腹吸盘大小相近。

消化系统：肠支呈螺旋状弯曲，排泄囊特别长、大，自虫体后部直达咽部，呈长裂隙状。

生殖系统：睾丸一对，分叶状，左右并列在虫体后 1/3 处；卵巢与子宫并列于腹吸盘之后。卵黄腺极发达，分布于虫体两侧。

2. 虫卵 用直接涂片法查卫氏并殖吸虫卵。虫卵金黄色，椭圆形，有时不规则，卵壳厚薄不匀，卵盖大而明显，偶有缺卵盖者，卵内含 1 个卵细胞和十余个卵黄细胞。

3. 痰液沉淀法检查卫氏并殖吸虫卵（讲解示教） 取痰液 1 份置于离心管内，加 4%~6% NaOH 溶液 5 份，用玻棒搅匀，水浴加热至全部溶解，取出后离心沉淀 5 min，弃上清，取沉渣涂片检查。

【作业】

绘制卫氏并殖吸虫卵图并注明结构。

【复习思考题】

1. 卫氏并殖吸虫成虫主要寄生在肺，为何在粪便中能查到虫卵？

2. 人是怎样感染卫氏并殖吸虫的？为什么卫氏并殖吸虫病呈地方性流行？

3. 卫氏并殖吸虫对人体的危害与其生活习性有何关系？

三、日本血吸虫（*Schistosoma japonicum*）

【学习要求】

1. 掌握日本血吸虫虫卵的形态特征。

2. 结合病理标本了解日本血吸虫的寄生部位与致病特点。

3. 掌握沉淀孵化法的操作步骤与毛蚴的形态、活动特点。

4. 了解日本血吸虫病的免疫诊断方法。

【学习要点】

日本血吸虫，亦称日本裂体吸虫，是引起人类及多种哺乳动物日本血吸虫病的病原体。日本血吸虫的生活史较复杂，日本血吸虫需在终宿主体内完成其有性生殖世代，并在中间宿主钉螺体内完成无性世代，生活史中包括成虫、虫卵、毛蚴、母胞蚴、子胞蚴、尾蚴和童虫 7 个阶段。日本血吸虫成虫主要寄生于终宿主人和多种哺乳动物的门静脉－肠系膜静脉系统，借用吸盘吸附于血管壁。合抱的雌雄虫体常逆血流移行至肠黏膜下层小静脉的末梢并产卵。虫卵沉积于结肠肠壁静脉内和（或）循门静脉系统流至肝门静脉并沉积在肝组织内。由于成熟卵内毛蚴的分泌物可透过卵壳，引起虫卵沉积周围组织和血管壁发生炎症、坏死，在血流的压力、肠蠕动和腹内压增加的情况下，肠壁坏死组织溃破，肠壁组织内的虫卵可随破溃的组织落入肠腔，随宿主粪便排出体外。而沉积在局部组织中无法排出的虫卵，在卵内毛蚴成熟后 10～11 日就会逐渐死亡、钙化。由于虫卵常成串排出，故在宿主肝、肠血管内的虫卵往往呈念珠状沉积。

成熟虫卵在粪便中不能孵化，必须入水才能孵化。毛蚴孵出后，多分布于水体的表层，作直线匀速运动，并具向光性、向上性的特点。当遇到唯一的中间宿主湖北钉螺（*Oncomelania hupensis*）时，毛蚴主动侵入其体内进行无性繁殖，经过母胞蚴、子胞蚴的无性繁殖阶段发育成尾蚴。日本血吸虫尾蚴逸出后常分布于水面，尾蚴钻入宿主皮肤时，尾部和体表的糖萼脱落，转变为童虫。童虫在宿主皮下组织作短暂停留后，进入血管或淋巴管，随血流经右心到肺，再由左心进入血液循环，到达肠系膜动脉的童虫可穿过毛细血管进入肝门静脉。童虫在肝门静脉发育到性器官初步分化后，雌、雄合抱，再移行到肠系膜静脉及直肠静脉寄居、交配、产卵。从尾蚴钻入皮肤到虫体发育成熟并产卵约需 24 天。日本血吸虫的平均寿命为 4.5 年，最长可达 40 年。

【实验内容】

（一）示教标本观察

1. 成虫　雌雄异体，圆柱形，外观似线虫。雌虫常居于雄虫的抱雌沟内，呈合抱状（图 2-30）。体表具细皮棘。虫体前端有一口吸盘，腹面近前端有一腹吸盘，突出如杯状。消化系统包括口、食管和肠。成虫吸食血液，雌虫摄取红细胞的数量远大于雄虫，其肠管

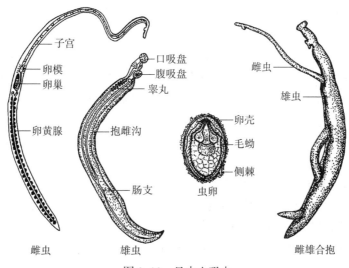

图 2-30　日本血吸虫

内充满被消化或半消化的血红蛋白而呈黑色。肠内容物可经口排至宿主血液中。

雄虫长 12 ~ 20 mm，宽 0.5 ~ 0.55 mm，乳白色，较粗短，口、腹吸盘均较发达。自腹吸盘以下虫体两侧向腹面卷曲，形成抱雌沟（Gynecophoric canal）。雄虫的生殖系统主要由睾丸、贮精囊和生殖孔等组成。睾丸椭圆形，多为 7 个，呈串珠状排列于腹吸盘背侧，生殖孔开口于腹吸盘后方（图 2-31）。

雌虫长 20 ~ 25 mm，宽 0.1 ~ 0.3 mm，前细后粗圆，形似线虫。雌虫的生殖系统由卵巢、卵黄腺、卵模、梅氏腺和子宫等构成。卵巢位于虫体中部，长椭圆形；输卵管始于卵巢后端，绕过卵巢而向前，与来自虫体后部的卵黄管在卵巢前汇合成卵模。长管状的子宫内含虫卵，开口于腹吸盘下方的生殖孔（图 2-31）。

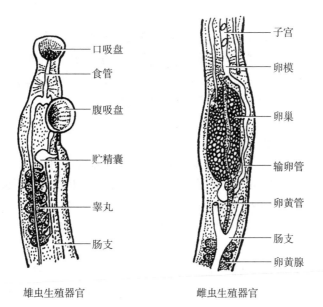

图 2-31　日本血吸虫成虫生殖器官

2. 虫卵 大小平均为 89 μm×67 μm，淡黄色，椭圆形。卵壳薄而均匀，无卵盖，卵壳一侧有一小棘，表面常附有许多宿主组织残留物。初产卵沉积在肝、肠等组织中，虫卵经过初产期、空泡期、胚胎期，约 11 日逐渐发育至内含毛蚴的成熟期虫卵。在宿主粪便中所见的虫卵一般为成熟虫卵，成熟虫卵内为一成熟的毛蚴，毛蚴和卵壳间常可见到大小不等、圆形或椭圆形的油滴状毛蚴头腺分泌物，分泌物可透过卵壳（图 2-30），破坏血管壁，造成周围组织发炎、坏死。

3. 毛蚴 大小为（78～120）μm×（30～40）μm，平均 99 μm×35 μm。从卵内孵出的毛蚴游动时呈长椭圆形，静止或固定后呈梨形或长椭圆形，左右对称，银灰色。周身被有纤毛，为其运动器官。前端有锥形突起，为顶突（亦称钻孔腺），体内前部中央有一袋状的顶腺，内含中性黏多糖；顶腺两侧稍后各有一个长梨形的侧腺，含中性黏多糖、蛋白质和酶等。三个腺体均开口于顶突（图 2-32），毛蚴借助腺细胞的分泌作用主动侵入钉螺，且腺细胞分泌物是可溶性虫卵抗原（Soluble eggs antigen，SEA）的主要成分，可经卵壳的微孔释出。

4. 母胞蚴和子胞蚴 毛蚴侵入钉螺后 48 h 内，体表纤毛脱落，胚细胞分裂，形成两端钝圆而透明，充满胚细胞的母胞蚴。母胞蚴体内的胚细胞经过分裂增殖可形成子胞蚴，一个母胞蚴可产出 50 多个子胞蚴，子胞蚴较母胞蚴大而长，呈袋状。

5. 尾蚴 血吸虫的尾蚴属叉尾型，由体部和尾部组成，尾部又分为尾干和尾叉（图 2-32）。大小为（280～360）μm×（60～95）μm，体部（100～150）μm×（40～66）μm，尾干（140～160）μm×（20～30）μm，尾叉长 50～70 μm。尾蚴外被糖萼（Glycocalyx）。体部前端为头器，内有一单细胞头腺。体部有口、腹吸盘，口吸盘位于虫体前端正腹面，下连食管，在体中部分成极短的肠叉。腹吸盘位于体后部 1/3 处，由发达的肌肉构成，具有较强的吸附能力，其下方为一生殖原基。腹吸盘周围有 5 对左右对称排列的单细胞腺体，称钻腺。位于腹吸盘前的 2 对称前钻腺，内含钙、碱性蛋白和多种酶类，具有粗大的嗜酸性分泌颗粒；腹吸盘后的 3 对称后钻腺，内含丰富的糖蛋白和酶，具较细的嗜碱性分泌颗粒（图 2-32）。

6. 童虫 为尾蚴侵入终宿主，进入皮肤时脱去尾部，直至发育为成虫前的发育阶段。童虫依移行过程中的停留部位又可分为 3 型：①皮肤型：外形为曲颈瓶状，大小 63.3 μm×32.4 μm；②肺型：纤细，肠管透明，大小 128.8 μm×23.2 μm；③肝门型：由于发育不同步，体形及大小多样。生殖器官从雏形至发育完全。

7. 钉螺 长约 1 cm，螺壳塔形有 6～9 个右旋螺层，有厣。我国钉螺有两种类型：螺壳上有纵肋的称为肋壳钉螺，螺壳光滑无纵肋的称光壳钉螺。

8. 环卵沉淀试验阳性标本 含毛蚴的成熟血吸虫卵内"可溶性抗原"可通过卵壳微孔渗透到虫卵周围，与血吸虫病人血清中的抗体结合，在虫卵周围形成大小不等的泡状、指状或带状等沉淀物，即为阳性反应。

环卵沉淀试验具有较高的敏感性和特异性，是对日本血吸虫病较有参考意义的免疫诊断方法。

9. 尾蚴膜试验阳性标本 血吸虫尾蚴的外质膜外有一层由多糖颗粒聚集而成的糖膜。尾蚴膜的形成是血吸虫病人血清中的特异性抗体与尾蚴糖膜中的抗原相互作用后，在尾蚴体表周围出现的透明胶状膜。此即为尾蚴膜试验阳性，也是一种免疫血清学试验。取血吸

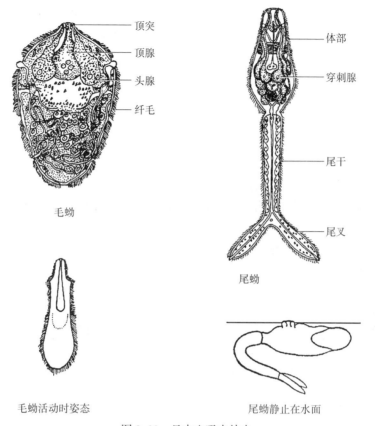

顶突
顶腺
头腺
纤毛

毛蚴

体部
穿刺腺
尾干
尾叉

尾蚴

毛蚴活动时姿态

尾蚴静止在水面

图 2-32　日本血吸虫幼虫

虫病人血清 2 滴，置于凹玻片的凹孔内，用解剖针挑取新鲜逸出的尾蚴 10 ~ 15 条，将玻片移入湿盒中，置于 28℃温箱，8 ~ 24 h 后在解剖镜下观察结果：尾蚴体表形成一层不明显的薄而平滑的胶状膜为 "+"，尾蚴体表形成明显的胶状膜为 "++"，尾蚴体表形成明显的套状膜为 "+++"，尾蚴体表无反应或仅呈现颗粒沉淀为阴性。计算平均反应强度。平均反应强度 = （"+"尾蚴数 +2 × "++"尾蚴数 +3 × "+++"尾蚴数）/ 总尾蚴数。该试验敏感性和特异性较高。缺点为异种血吸虫间有交叉反应，尾蚴抗原供应亦较困难。

10. 寄生在肠系膜静脉内　日本血吸虫感染家兔结肠及肠系膜静脉。可见肠系膜静脉内有长约 1 cm 的褐色虫体。

11. 日本血吸虫病兔肝　日本血吸虫感染家兔肝病理标本。可见虫卵结节。

12. 日本血吸虫成虫　经固定液固定的日本血吸虫成虫，可见雌雄合抱。

（二）实验操作

1. 成虫

（1）肉眼标本：成虫雌雄异体，通常合抱。雄虫乳白色粗短，向腹面弯曲成镰刀状；雌虫细长，前端纤细，后半部较粗，因肠管中含消化宿主红细胞剩余的色素而呈灰褐色。

（2）玻片卡红染色标本：用低倍镜观察。

雄虫：虫体的最前端为口吸盘，在不远处的腹面有一腹吸盘，皆呈杯状。自腹吸盘以下虫体扁平，两侧向腹面卷折形成抱雌沟。消化器官分口、食管和肠管。食管较短，肠管

51

为盲管，先分为两支，在虫体后 1/3 处合二为一，直达虫体后端。雄性生殖器官在腹吸盘的后面，一般有 7 个睾丸，圆形或椭圆形，呈串珠状或簇状排列。

雌虫：口、腹吸盘很小，消化器官与雄性相似，唯两肠管在虫体中部的卵巢后方即合并。卵巢为长椭圆形，输卵管自卵巢的后端开始，沿虫体一侧折向前方，卵黄腺密布于卵巢之后的后半部虫体，由一卵黄管通至卵巢前，与输卵管汇合。子宫为一直管，位于肠管两分支之间，直达腹吸盘下方的雌性生殖孔，子宫内含数十至数百粒虫卵。

2. 虫卵　分离自感染动物肝的日本血吸虫虫卵作涂片镜检。虫卵呈短椭圆形、淡黄色，略小于卫氏并殖吸虫卵，卵壳薄，无卵盖，一侧有一小刺，其因虫卵的位置关系或因被卵壳上的黏附物遮盖有时不易看到。成熟卵内有一呈梨形的毛蚴。

3. 日本血吸虫感染动物模型的建立及实验室检查　详见实验九。

【作业】

绘制日本血吸虫及虫卵图并注明结构。

【复习思考题】

1. 日本血吸虫成虫与虫卵的结构特点是什么？与其他吸虫有何不同？

2. 为何说日本血吸虫病是一种免疫疾病？

3. 日本血吸虫成虫寄生于何处？为何虫卵会从粪便中排出？

四、布氏姜片吸虫（*Fasciolopsis buski*）

【学习要求】

1. 掌握布氏姜片吸虫成虫和虫卵的形态结构特点。

2. 结合标本了解布氏姜片吸虫的生活史和成虫的寄生部位。

【学习要点】

布氏姜片吸虫是寄生于人、猪小肠内的一种大型吸虫，简称姜片虫，隶属于片形科姜片属，能引起姜片虫病。生活史包括虫卵、毛蚴、胞蚴、母雷蚴、子雷蚴、尾蚴、囊蚴和成虫等发育阶段，人和猪是其终宿主，扁卷螺为中间宿主，菱角等水生植物为传播媒介。人或猪吞食姜片虫囊蚴后，在小肠内经肠液和胆汁的作用，囊蚴壁破裂，囊内的后尾蚴逸出，吸附在小肠的黏膜上，摄取小肠内的营养物质，经 1～3 个月发育为成虫。

【实验内容】

（一）示教标本观察

1. 成虫　长椭圆形，肥厚而不透明，新鲜虫体呈肉红色。虫体前端略尖，后端钝圆。体长 20～75 mm，宽 8～20 mm，厚 0.5～3 mm，体表有体棘，是人体中最大的一种寄生吸虫。口吸盘小，直径约 0.5 mm，位于体前端；腹吸盘紧靠口吸盘后方，呈漏斗状，肌肉发达，比口吸盘大 4～6 倍，肉眼可见。口孔在口吸盘中，前咽短小，咽球形，食管较短。肠管在腹吸盘前分为左右两支，沿虫体两侧向后延伸直达虫体后部，其间有 4～6 处不规则的对称性弯曲，以子宫和前睾之间，前睾和后睾之间部位的弯曲度较大（图 2-33）。雄性生殖系统有高度分支的睾丸 2 个，前后排列于虫体的后 1/2，两肠支之间。2 个睾丸各发出 1 条输出管，向前行，在虫体前半部合为输精管。雌性生殖系统有 1 个分叶状的卵巢，卵巢先分 3 瓣，每瓣又再分支，位于体中部稍偏中线的右侧，子宫和前睾之间。子宫盘曲在卵巢和腹吸盘之间，其内充满大量虫卵。在新鲜成熟的虫体内，肉眼可见到浅黄色的子宫区。子宫末端亦开口于生殖腔内，以生殖孔与外界相通。

2. 虫卵　随粪便排出的姜片虫卵长椭圆形，淡黄色，卵壳薄。大小为（130～140）μm×（80～85）μm，是人体寄生虫中最大的虫卵。虫卵两端钝圆，前端较后端稍尖，有不明显的卵盖，虫卵内含1个卵细胞和数十个卵黄细胞（图2-33）。

3. 毛蚴　外形似梨形，周身有纤毛，大小为（108～126）μm×（68～70）μm。前端平、宽，后端窄而钝圆。运动时可呈圆形。

4. 尾蚴　形似蝌蚪，分为椭圆形的体部和细长的尾部。体部平均大小为195 μm×145 μm，尾部为498 μm×57 μm，体前部和腹面有微棘，具有口、腹两个吸盘，口吸盘大于腹吸盘。

5. 囊蚴　呈扁圆形，包括外壁时平均大小为216 μm×187 μm，仅包括内壁时为148 μm×138 μm。外壁厚薄不匀，脆弱易破；内壁光滑，厚度均匀，比较坚韧。

6. 中间宿主　扁卷螺，其螺体扁圆，无厣。

7. 水生植物媒介　红菱、茭白、荸荠。

（二）实验操作

1. 成虫

（1）肉眼标本：新鲜虫体为肉红色，固定后呈灰白色，长20～75 mm，腹背扁平，肌肉丰满肥厚。

（2）玻片卡红染色标本：用放大镜观察。

口吸盘位于虫体前端，较小；腹吸盘大，呈倒钟状。两吸盘相距很近，腹吸盘明显大于口吸盘。消化系统的特征为虫体两侧的肠支呈波浪状弯曲。

生殖系统：雄性，2个睾丸前后排列，高度分支似珊瑚状，占虫体后部大半；雌性，卵巢分支，位于睾丸前，卵模清楚，被梅氏腺包绕，缺受精囊，卵黄腺发达，分布于虫体两侧。

2. 虫卵　应用直接涂片法检查含有姜片吸虫虫卵的粪便。姜片吸虫虫卵是人体常见寄生虫卵中最大的一种，长椭圆形，卵壳薄，淡黄色，卵的一端有一个不很明显的卵盖，卵内含1个卵细胞和20～40个卵黄细胞，卵细胞常因被卵黄细胞遮盖而不易看见。

【作业】

绘制姜片吸虫虫卵图并注明结构。

【复习思考题】

1. 姜片吸虫生活史需要几个中间宿主?

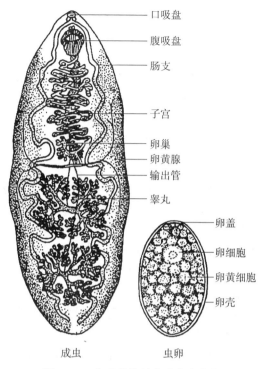

成虫　　　　虫卵

图 2-33　布氏姜片吸虫成虫和虫卵

2. 姜片吸虫的诊断阶段与感染阶段是什么？

3. 姜片吸虫病如何流行？防治的关键是什么？

五、其他吸虫

【学习要求】

1. 掌握肝片吸虫、异形吸虫、棘口吸虫虫卵和成虫的结构特点。

2. 结合标本了解这些吸虫的生活史和成虫的寄生部位。

【学习要点】

肝片吸虫（*Fasciola hepatica*）终宿主为牛、羊等食草性哺乳动物，亦可寄生于人，引起肝片吸虫病（Fascioliasis hepatica）。中间宿主为椎实螺科的淡水螺。成虫寄生在终宿主的肝胆管内，虫卵随胆汁流入肠腔而排出体外。卵在水中发育成熟，孵出毛蚴，侵入中间宿主淡水螺体内，经胞蚴、母雷蚴、子雷蚴的增殖发育，产生大量的尾蚴。成熟尾蚴逸出螺体，附着在水生植物表面或在水面上形成囊蚴。囊蚴被终宿主食入后，在十二指肠内后尾蚴脱囊逸出为童虫。童虫主动穿过肠壁进入腹腔，钻入肝，最后在胆管内发育为成虫。有的童虫可钻入肠壁血管，经肠系膜静脉或淋巴管到达肝。有的进入肺，经体循环到达身体各部，造成异位寄生。

异形吸虫（*Heterophyid trematodes*）成虫寄生于鸟类和哺乳动物，也可寄生于人，引起人兽共患的异形吸虫病，我国常见的吸虫有异形异形吸虫、横川后殖吸虫、台湾棘带吸虫等。各种异形吸虫的生活史基本相同，包括虫卵、毛蚴、胞蚴、雷蚴、尾蚴、囊蚴、童虫及成虫阶段。第一中间宿主为淡水螺类（如瘤拟黑螺等），第二中间宿主包括淡水鱼（如麦穗鱼）和蛙。在螺体内经过胞蚴、雷蚴（1~2代）和尾蚴阶段发育繁殖后，尾蚴从螺体逸出，侵入鱼或蛙体内发育成囊蚴，主要分布在鳃丝上。终宿主吞食含有囊蚴的鱼或蛙肉而获感染。囊蚴在终宿主消化道内脱囊，童虫在小肠内发育为成虫并产卵。

棘口吸虫的生活史需要一个终宿主和两个中间宿主。成虫寄生于肠道，偶尔也可侵入胆管。第一中间宿主为淡水螺类（如纹沼螺和瘤拟黑螺等），毛蚴侵入螺体后经胞蚴和2代雷蚴发育为尾蚴。第二中间宿主为淡水鱼类（如麦穗鱼等），蛙或蝌蚪也可作为第二中间宿主。尾蚴侵入第二中间宿主发育为囊蚴。棘口吸虫对第二中间宿主的选择不严格，尾蚴也可侵入其他螺蛳或双壳贝类体内结囊，或逸出后在原来的螺体内结囊，甚至在子雷蚴体内结囊，有的还可在植物上结囊。人或动物因食入含囊蚴的第二中间宿主而感染。成虫多寄生于小肠上段，以头部插入黏膜，引起局部炎症。轻度感染者常无明显症状，或可出现腹痛、腹泻或其他胃肠道症状。严重感染者可有厌食、下肢水肿、贫血、消瘦、发育不良甚至死亡。

【实验内容】

示教标本观察

1. 肝片吸虫　成虫背腹扁平，叶状。活时呈深红褐色，固定后呈灰白色。成虫体长 20~30 mm，宽 8~13 mm。虫体前端有一明显的头锥，顶部亚腹面有一口吸盘，直径为 1 mm。腹吸盘稍大，位于头锥基部，直径约 1.6 mm。消化系统有咽、食管和两肠支。肠支向两侧分出许多侧支，呈树枝状，以外侧分支多而长。生殖系统中有 2 个高度分支的睾丸，前后排列于虫体中部。卵巢 1 个，分支较细，位于睾丸之前，腹吸盘右后方。子宫较短，盘曲在卵巢与腹吸盘之间。虫卵椭圆形，淡黄褐色。大小平均为（130～150）μm×（63～90）μm。卵壳薄，卵的一端有一不明显的小盖，卵内含有 1 个卵细胞和许多卵黄细胞（图 2-34）。

2. 异形吸虫 异形吸虫的虫体微小，成虫体长一般为 0.3～0.5 mm，大的可达 2～3 mm，呈椭圆形，前半略扁，后半较肥大，体表具有鳞棘。除口、腹吸盘外，有的种类还有生殖吸盘。生殖吸盘或单独存在或与腹吸盘相连构成腹殖吸盘复合器（Ventro-genital sucker complex）。前咽明显，食管细长，肠支长短不一。睾丸 1～2 个，卵巢位于睾丸之前，受精囊和贮精囊明显（图 2-35）。

卵小，呈芝麻粒状，大小为（28～30）μm×（15～18）μm，棕黄色，卵盖明显，但肩峰不明显。除台湾棘带吸虫的卵壳表面有格子状花纹外，其他异形吸虫卵与华支睾吸虫卵在形态上难以鉴别。

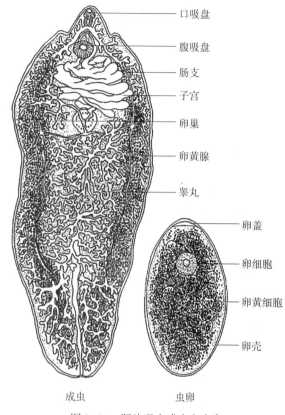

图 2-34 肝片吸虫成虫和虫卵

3. 棘口吸虫 棘口吸虫体长形，生活时呈淡红色。口吸盘和腹吸盘相距很近。口吸盘周围有 1～2 圈钉状的棘（spine）故而得名。腹吸盘发达，位于体前部或中部的腹面。

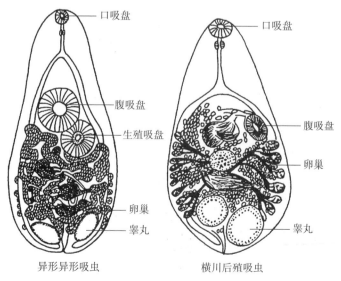

图 2-35 异形吸虫成虫

口吸盘下连前咽、咽、食管及两肠支。睾丸 2 个，前后排列在虫体的后半部。卵巢位于睾丸之前。虫卵呈椭圆形，淡黄色，壳薄，有卵盖，内含 1 个卵细胞和若干个卵黄细胞。日本棘口吸虫成虫大小为（1.16 ~ 1.76）mm ×（0.33 ~ 0.50）mm，头棘 24 枚（图 2-36）；虫卵大小为 109.85 μm × 67.65 μm。藐小棘口吸虫成虫大小为（1.519 ~ 2.056）mm ×（0.466 ~ 0.564）mm，头棘 24 枚，排成一列，半月形，背面中央间断；虫卵大小（95.1 ~ 116.2）μm ×（54.3 ~ 72.8）μm。

【复习思考题】

1. 肝片吸虫、异形吸虫、棘口吸虫虫卵和成虫结构特点有哪些？

2. 肝片吸虫、异形吸虫、棘口吸虫的诊断阶段与感染阶段是什么？

3. 肝片吸虫、异形吸虫、棘口吸虫防治的关键是什么？

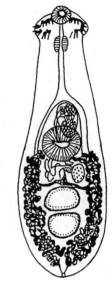

图 2-36　日本棘口吸虫成虫

（陈　琳　季旻珺）

实验四
绦　虫

一、猪带绦虫（*Taenia solium*）

【学习要求】

1. 掌握猪带绦虫成虫及虫卵的形态特征。

2. 熟悉囊尾蚴的形态特征与寄生部位。

3. 了解孕节、囊尾蚴的检查方法。

【学习要点】

猪带绦虫也称链状带绦虫，成虫寄生于人的小肠上段，人是唯一终宿主。猪带绦虫囊尾蚴寄生于人和猪体内，人又可作为猪带绦虫的中间宿主。猪带绦虫成虫以头节的吸盘及小钩附着在人的小肠肠壁。虫体后端的孕节自链体脱落，随粪便排出体外，污染环境（水源和蔬菜），孕节或孕节碎裂后散出的虫卵被猪或人吞食后，在小肠内消化液的作用下，胚膜破裂，六钩蚴孵出，借其分泌物和小钩的作用，钻入肠壁血管或淋巴管，随血或淋巴进入血液循环到达全身各组织器官，发育为成熟囊尾蚴。猪带绦虫成虫和幼虫均可致病，分别引起猪带绦虫病和囊尾蚴病。

【实验内容】

（一）示教标本观察

1. 成虫（浸制标本）肉眼观察　虫体乳白色，呈带状，分节，由许多节片组成。前部节片短而宽，后部节片逐渐地增宽变长。颈部之后的节片依次是未成熟节片（又称幼节）、成熟节片（又称成节）、妊娠节片（又称孕节），这三种节片逐渐发育形成，没有绝对分界线。

虫体长 2～4 m，体壁较薄，略透明。头节细小，圆球形，长约 1 mm，头节与颈部相连，肉眼不易区分。颈后为链体，由 700～1 000 个节片组成，幼节短而宽；成节近似方形；孕节长度大于宽度，可见子宫分支。

2. 头节（玻片染色标本）低倍镜观察　猪带绦虫头节呈圆球形，上有 4 个杯状吸盘，顶部有一向前突出的顶突，其上有两圈小钩，共 25～50 个（图 2-37）。

3. 成节（玻片染色标本）解剖镜或低倍镜观察　节片近似方形，内含雌、雄生殖器官。雄性生殖器官可见睾丸呈小滤泡状，数目为 150～200 个，分布于节片两侧的背面。

每个睾丸发出一输出管，然后汇集成输精管，向节片侧缘延伸，通向生殖腔。雌性生殖器官可见卵巢分为三叶，两侧为两大叶，中央为一小叶，位于阴道和子宫之间。子宫位于节片的中部，为一长管状的盲管，无子宫孔。在节片下端中部有一堆卵黄腺。阴道在输精管下方走行，也通向生殖腔。生殖腔不规则地交替开口于节片的左右侧（图2-38）。

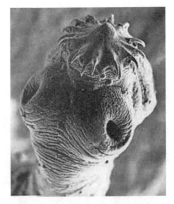

图2-37　猪带绦虫头节

4. 囊尾蚴寄生的病理标本（浸制标本）肉眼观察　从感染的猪肉中取出，甲醛固定，瓶装标本。外观椭圆形、乳白色，半透明，黄豆大小，囊内充满液体，内可见一个小米粒大小的白点，是凹入的头节（图2-39）。

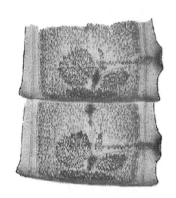

图2-38　猪带绦虫成节

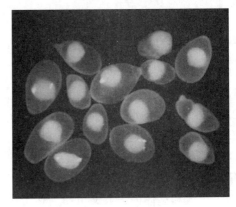

图2-39　猪囊尾蚴

（二）实验操作

1. 猪带绦虫孕节检查法（示教）

（1）器材：镊子，载玻片，注射器，3%甲醛，碳素墨汁或卡红染液。

（2）操作步骤：①戴手套，用镊子取出从病人粪便中发现的乳白色节片，置于盛有3%甲醛的器皿中固定24 h。②将固定的绦虫孕节经清水漂洗干净，用镊子置于滤纸上，吸去节片外的水分。③将孕节放在一载玻片上，再另取一载玻片，将节片夹在两玻片之间，轻轻压平，对光肉眼观察孕节子宫的侧支数目，鉴定虫种。④用镊子夹住孕节，用注射器从一侧中部的生殖孔缓慢注入碳素墨汁或卡红染液，待子宫侧支显现后计数。

（3）注意事项：①所用的器皿及可能被污染的桌面等必须消毒处理，如2%～3%甲酚（来苏儿）消毒，杀死虫卵，防止污染环境。②操作者应戴手套，以防自身感染。

2. 猪囊尾蚴的剥离与压片检查（示教）

（1）材料：眼科镊，手术剪，载玻片，囊尾蚴寄生猪肉，甲酚溶液，消毒盆。

（2）操作步骤：①肉眼观察，找到猪肉中囊状的白色小泡，用剪刀和镊子剥离其纤维囊壁。②将囊尾蚴放在两个载玻片之间，囊尾蚴两边各放1条小滤纸防止囊状物滑动并吸收囊液，用两手各持载玻片一端，突然加压将囊体挤破压扁。③在低倍镜下检查头节结构，如见有小钩、吸盘等构造，即为囊尾蚴。

（3）注意事项：①剥离时必须操作仔细，防止弄破囊壁。②检查完毕，用镊子将囊尾蚴浸入 2%~3% 甲酚液的消毒盘内，并及时消毒器皿、洗手，以免误食而感染。

3. 猪带绦虫虫卵（玻片标本或临时封片）高倍镜观察　观察要点（图 2-40）：①形状：呈球形或近球形。②大小：不完整虫卵直径 31~43 μm，完整虫卵直径 50~60 μm。③颜色：棕褐色。④卵壳：甚薄，极易脱落。通常镜检所见的卵为无壳卵，外有很厚的胚膜（embryophore），棕褐色，具放射状条纹。完整的虫卵在胚膜外尚有一层薄而无色的卵壳，在卵壳和胚膜之间含有无色透明的液体，内有卵黄细胞或卵黄颗粒。⑤内含物：胚膜内含有 1 个六钩蚴（oncosphere），新鲜虫卵中可见其上有 6 个小钩（hooklet）。但有时由于虫卵固定时间较久，或观察角度的关系，仅见 3~4 个小钩。

4. 孕节（玻片染色标本）肉眼观察或低倍镜观察　孕节即妊娠节片，呈长方形，内部充满树枝状的子宫，其他器官退化。在制作标本时，将墨汁注入子宫内染色，故子宫的分支呈黑色。子宫主干纵贯节片，两侧有许多分支。从子宫主干基部计数，猪带绦虫孕节每侧分支数为 7~13 支（图 2-41）。

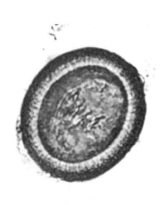

图 2-40　猪带绦虫虫卵

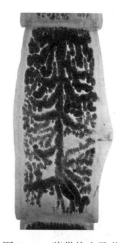

图 2-41　猪带绦虫孕节

【作业】
绘制猪带绦虫孕节和虫卵形态图并标注结构。

【复习思考题】
1. 如何诊断猪囊尾蚴病？
2. 猪带绦虫对人体的危害有哪些？
3. 为什么猪带绦虫病的患者应及时治疗？

二、牛带绦虫（*Taeniasis saginata*）

【学习要求】
1. 掌握牛带绦虫成虫的形态特征。
2. 掌握猪带绦虫、牛带绦虫的形态鉴别要点。

3. 了解牛带绦虫病的检查方法。

【学习要点】

牛带绦虫又称肥胖带绦虫，成虫寄生于人的小肠，人是终宿主，中间宿主是牛、牦牛、羊、羚羊等。人食入生的或未充分煮熟的含牛带绦虫囊尾蚴的牛肉，囊尾蚴在小肠经消化液的作用下，头节自囊内翻出，吸附于肠壁，发育为成虫。牛带绦虫的感染期是囊尾蚴，经口使人感染。牛带绦虫成虫寄生于人体，引起牛带绦虫病。牛囊尾蚴不寄生于人体，不会导致牛囊尾蚴病。

【实验内容】

（一）示教标本观察

1. 成虫（浸制标本）肉眼观察　牛带绦虫虫体乳白色，呈带状，分节，体长 4~8 m，节片肥厚不透明，头节呈方形，节片数 1 000~2 000 个。

2. 头节（玻片染色标本）低倍镜观察　牛带绦虫头节呈方形，有 4 个杯状吸盘，无顶突及小钩（图 2-42）。

3. 成节（玻片染色标本）解剖镜或低倍镜观察　牛带绦虫成节睾丸数量多，为 300~400 个；卵巢分两叶，无中央小叶。生殖腔开口于节片侧缘偏下方（图 2-43）。

（二）实验操作

孕节（玻片染色标本）肉眼观察或低倍镜观察　孕节呈长方形，内部充满树枝状的子宫，其他器官均已退化。子宫主干纵贯节片，两侧有许多分支。从子宫主干基部计数，孕节每侧 15~30 支，支端再分支（图 2-44）。

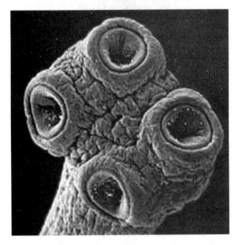

图 2-42　牛带绦虫头节

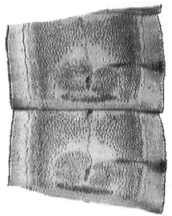

图 2-43　牛带绦虫成节

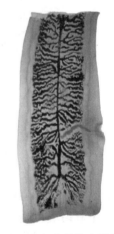

图 2-44　牛带绦虫孕节

【作业】

绘制牛带绦虫孕节的形态图并标注结构。

【复习思考题】

猪带绦虫和牛带绦虫对人体的危害有何不同？在诊断中应怎样鉴别？

三、细粒棘球绦虫（*Echinococcus granulosus*）

【学习要求】

1. 掌握棘球蚴砂的形态特征。

2. 熟悉细粒棘球蚴的形态和寄生部位。

3. 了解细粒棘球绦虫成虫的形态结构。

【学习要点】

细粒棘球绦虫成虫寄生于犬、狼等终宿主的小肠，棘球蚴寄生于人、羊、牛等中间宿主的肝、肺、腹腔、胸腔、脑等全身各组织器官内。终宿主是犬、狼、豺等犬科食肉动物；中间宿主是羊、牛、骆驼、猪和鹿等偶蹄类，偶可感染马、袋鼠、某些啮齿类、灵长类和人。人因误食虫卵或孕节而感染，引起棘球蚴病，对人的危害以机械性损害为主。

【实验内容】

（一）示教标本观察

1. 成虫（玻片标本）低倍镜观察　虫体较小，分 3～4 节，其幼节、成节和孕节各 1 节。头节呈梨形，有 4 个吸盘，顶突上有两圈小钩。幼节呈正方形。成节长大于宽，其中有长管状子宫及染色较深的颗粒状睾丸，节片的侧缘有生殖孔。孕节最长，子宫向两侧呈不规则膨大或分支，其中充满虫卵，其他器官已退化萎缩（图 2-45）。

2. 虫卵（封片标本）镜下观察　形态与带绦虫卵相似，光学显微镜下难以区分。

3. 细粒棘球蚴（大体标本）肉眼观察　棘球蚴取自病人或动物的肝、肺，固定于甲醛溶液中。外形为圆形或不规则的囊状体，囊外有一层宿主结缔组织包膜。囊壁分两层，外层为角皮层，乳白色，粉皮状；内层为胚层，甚薄，因与角皮层紧密相贴，故肉眼不易区分两者。在胚层上有许多颗粒状的小白点，为育囊。囊内可见到子囊，子囊乳白色，大小不等，内含棘球蚴液。

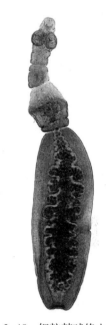

图 2-45　细粒棘球绦虫成虫

（二）实验操作

棘球蚴砂（卡红染色玻片标本）低倍镜观察　标本内可见单个或成堆的原头蚴（原头节）、生发囊及子囊。原头蚴椭圆形或类圆形，直径约 0.15 mm。高倍镜下，可见顶突内凹，上有两圈小钩，4 个吸盘（由于位置重叠，只见 2 个）。另一端可看到原来连接在生发囊壁上的小蒂。虫体内含有钙质颗粒（图 2-46）。完整的生发囊外表有一层透明膜，囊内有数量不等的原头蚴。

【作业】

绘制原头蚴形态图并注明结构。

【复习思考题】

1. 简述细粒棘球绦虫的生活史。

2. 棘球蚴对人体有哪些危害？

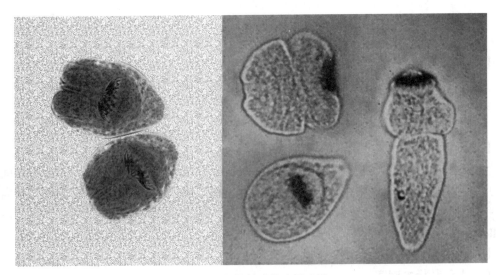

图 2-46 细粒棘球绦虫原头蚴

四、曼氏迭宫绦虫（*Spirometra mansoni*）

【学习要求】

1. 掌握曼氏迭宫绦虫裂头蚴的形态特征。

2. 熟悉曼氏迭宫绦虫虫卵的形态特征。

3. 了解曼氏迭宫绦虫成虫的形态特征及中间宿主。

【学习要点】

曼氏迭宫绦虫的终宿主主要是猫和犬，此外还有虎、豹、狐和豹猫等食肉动物；第一中间宿主是剑水蚤，第二中间宿主以蛙为主。蛇、鸟类和猪等多种脊椎动物可作为转续宿主。人主要是作为曼氏迭宫绦虫的转续宿主，偶尔也可作为第二中间宿主，甚至终宿主。人体通过：①局部敷贴生蛙肉，裂头蚴经皮肤黏膜感染；②生食或半生食蛙、蛇、猪肉等中间宿主或转续宿主的肉类，裂头蚴经口感染；③饮生水或游泳等误食已感染原尾蚴的剑水蚤等方式感染裂头蚴。曼氏迭宫绦虫感染人体，引起裂头蚴病（幼虫致病）及曼氏迭宫绦虫病（成虫致病）。

【实验内容】

（一）示教标本观察

1. 成虫（甲醛浸制标本）肉眼观察 虫体长达 60~100 cm，宽 0.5~0.6 cm，乳白色。头节细小，颈部细长，其后为链体，约 1 000 个节片，节片一般宽度大于长度，但远端的节片长宽几乎相等。

2. 头节（玻片染色标本）低倍镜观察 头节细小，长 1~1.5 mm，宽 0.4~0.8 mm，呈指状，背腹面各有一条纵行的吸槽（图 2-47）。

3. 成节（玻片染色标本）低倍镜观察 节片

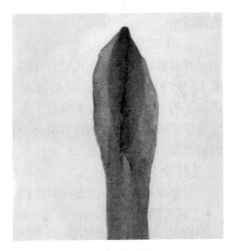

图 2-47 曼氏迭宫绦虫头节

宽短，内有发育成熟的雌、雄生殖器官。睾丸为小泡状，有320～540个，均匀地散布在节片两侧背面，雄性生殖孔位于节片的前部中央。卵巢左右两叶，在节片后部腹面中央。阴道细管状，纵行节片中部，前端开口于雄性生殖孔之后，另一端膨大为受精囊再连接于输卵管。子宫位于节片中部呈螺旋状盘曲，紧密重叠，基部宽而远端窄小，略呈金字塔形，子宫孔开口于阴道口下方，因此在节片腹面正中线上依次有3个开口（图2-48）。

4. 原尾蚴（玻片染色标本）镜下观察　长椭圆形，大小为260 μm×（44～100）μm，前端略凹，后端带有尾球，内含6个小钩。

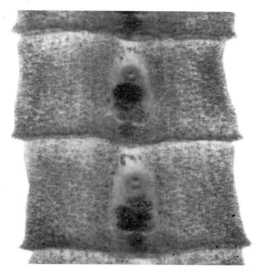

图2-48　曼氏迷宫绦虫成节

5. 剑水蚤（玻片染色标本）镜下观察　剑水蚤为第一中间宿主。

6. 蛙体内寄生裂头蚴（浸制标本）肉眼观察　蛙为第二中间宿主。

（二）实验操作

1. 蛙肉中裂头蚴检查方法

（1）器材：小锥、剪刀、眼科镊子、青蛙、搪瓷方盘。

（2）操作步骤：①用小锥从枕骨大孔刺入，处死青蛙。②以左手持蛙，使蛙腹部向上。用解剖剪刀剪开腹部皮肤，剥去外皮。③按顺序仔细检查蛙皮、蛙体表面及肌肉束间等部位。裂头蚴多寄生在蛙后肢大腿肌肉中，此处应重点查找。检查时可用弯头眼科镊子轻轻剥开肌纤维，如发现肌肉中有乳白色团缩物时，剖开肌膜，可见乳白色条带形活虫体缓缓蠕动，随即用弯头小镊子轻轻将虫体拖出，放入生理盐水平皿中。注意观察幼虫的形态、颜色和活力。

（3）注意事项：裂头蚴具有感染性，操作时应在搪瓷方盘中进行，实验结束后所用器具、蛙肉应及时消毒处理，以免造成环境污染或引起感染。

2. 虫卵（玻片标本）高倍镜观察　观察要点：虫卵椭圆形，两端稍尖，大小为（52～76）μm×（31～44）μm，浅灰褐色，有卵盖，卵壳较薄，内含一个卵细胞和许多卵黄细胞（图2-49）。

【作业】

绘制曼氏迷宫绦虫虫卵形态图并标注结构。

【复习思考题】

1. 人是如何感染裂头蚴的？

2. 人可作为曼氏迷宫绦虫的何种宿主？

五、其他人体寄生绦虫

1. 亚洲带绦虫　人是亚洲带绦虫唯一的终宿主，成虫寄生于人的小肠。中间宿主主要有猪、牛、羊等。人由于生食或半生食中间宿主的内脏而感染，囊尾蚴在人体小肠内发

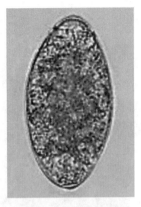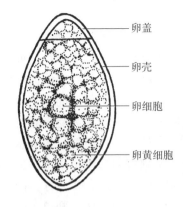

卵盖
卵壳
卵细胞
卵黄细胞

图 2-49 曼氏迭宫绦虫虫卵

育为成虫，引起肠绦虫病。

亚洲带绦虫乳白色，长带状，体长 3 ~ 4 m，由 100 ~ 2 500 节片组成。头节圆形或近方形，有 4 个吸盘，有一尖的顶突，无小钩，颈部明显膨大。孕节呈长方形，内部充满树枝状的子宫，其他器官退化。孕节长 10 ~ 20 cm，宽 0.5 ~ 1.0 cm；子宫主干有侧支，侧支 16 ~ 21 支，孕节后缘常有突出物。

2. 多房棘球绦虫　寄生于狐，其次是犬、狼、獾，偶可寄生于猫体内。中间宿主以野生啮齿类动物为主，如田鼠、麝鼠、旅鼠、仓鼠、大沙鼠及褐家鼠等。狐等吞食感染多房棘球蚴的鼠类或其他动物脏器后，在其小肠内发育为成虫，并随粪便排出孕节和虫卵。人因误食虫卵而感染，是本病的非适宜宿主。

虫体纤细，体长 1.2 ~ 3.7 mm，常有 4 ~ 5 个节片。头节、顶突、小钩和吸盘等都相应偏小，头节有 4 个吸盘，顶突上有 13 ~ 34 个小钩。成节生殖孔位于节片中线偏前，睾丸数较少，为 26 ~ 36 个，大多分布在生殖孔后方。子宫在成节中呈袋形或球形，孕节子宫为简单的囊状，几乎占满全节片，内含虫卵。

泡球蚴呈淡黄色或灰白色的囊泡状团块，由多个小囊泡相互连接、聚集而成。整个泡球蚴与宿主组织间没有纤维组织被膜分隔。囊泡为圆形或椭圆形，直径 1 ~ 7 mm。囊泡切开后，可见两层囊壁。外层为角皮层，很薄，无细胞结构，常不完整；内层为胚层，囊泡内含透明囊液和许多原头蚴（图 2-50）。人体感染的泡球蚴囊泡内常含胶状物而无原头蚴。

3. 微小膜壳绦虫　成虫寄生于人或鼠的小肠，终宿主为鼠、人。中间宿主为蚤类的幼虫、面粉甲虫及拟谷盗等昆虫。人经口误食虫卵、孕节，不需要经过中间宿主而直接感染（自体外感染或异体感染），或者感染者自体内重复感染。人也可因误食含有似囊尾蚴的中间宿主（如甲虫、蚤幼虫等昆虫）而感染，导致微小膜壳绦虫病。

虫体扁平，乳白色，体长 5 ~ 80 mm，平均

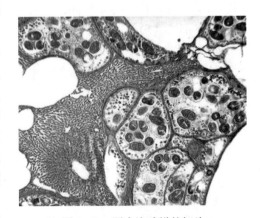

图 2-50 肝中泡球蚴的切片

20 mm，宽 0.5～1.0 mm。头节呈圆形或菱形，具有 4 个吸盘及能伸缩的顶突。顶突上有一圈小钩（20～30 个）。节片数为 100～200 个，多者可达 1 000 个，生殖孔位于节片的同一侧。全部体节宽而短。成节有睾丸 3 个，横线排列。卵巢分两叶，位于节片中部（图 2-51）。孕节中为充满虫卵的囊状子宫。

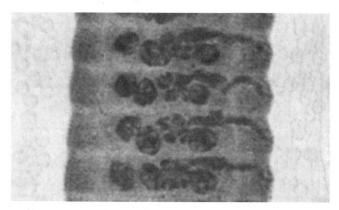

图 2-51 微小膜壳绦虫成节

虫卵呈圆形或类圆形，大小为（48～60）μm×（36～48）μm，无色透明。卵壳很薄，在胚膜和卵壳之间有许多半透明的蛋白质小颗粒。自胚膜的两极各发出 4～8 根丝状物，游离于胚膜和卵壳之间，这是本虫卵的主要特征。胚膜之内含有 1 个六钩蚴（图 2-52）。

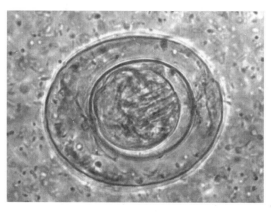

图 2-52 微小膜壳绦虫虫卵

4. 缩小膜壳绦虫 成虫主要寄生在鼠类消化道，偶然寄生于人体。鼠或人是其终宿主。多种节肢动物可作为适宜中间宿主，包括蚤类、甲虫、蜚蠊、倍足类和鳞翅目昆虫。人多因误食含有似囊尾蚴的中间宿主而感染，导致缩小膜壳绦虫病。

虫体扁平，体长（200～600）mm×（3.5～4.0）mm。链体由 800～1 000 个节片组成。虫体头节呈球形，顶突凹入不可伸缩，无小钩。孕节子宫呈边缘不整齐的囊状。睾丸 2～5 个。

卵呈长椭圆形，大小为（60～79）μm×（72～86）μm，黄褐色，卵壳较厚，胚膜两端无丝状物，卵壳与胚膜间有透明胶状物。胚膜内含 1 个六钩蚴（图 2-53）。

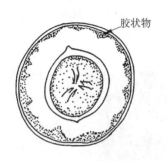
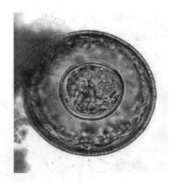

图 2-53 缩小膜壳绦虫虫卵

5. 阔节裂头绦虫 成虫寄生于人及犬、猫、熊、狼、狐、狮、虎、豹等食肉动物的小肠。虫卵随宿主粪便排出体外，在水中孵出钩球蚴，钩球蚴在水中被剑水蚤吞入，进入其血腔，发育成原尾蚴。当含原尾蚴的剑水蚤被鱼吞食后，原尾蚴便在鱼体内发育为裂头蚴。人因误食了生的或未熟的含裂头蚴的鱼肉而感染，导致阔节裂头绦虫病。

虫体呈乳白色或淡黄色，体长 3 ~ 10 m，最宽处 20 mm，有 3 000 ~ 4 000 个节片。头节细小，呈匙形，背、腹侧各有一条较窄而深凹的吸槽。颈部细长。成节宽大于长，睾丸 750 ~ 800 个。雄性生殖孔与阴道共同开口于节片前部腹面的生殖腔。子宫盘曲呈玫瑰花状，位于节片中央，开口于生殖腔之后。

虫卵呈卵圆形，大小为（55 ~ 76）μm ×（41 ~ 56）μm，呈浅灰褐色，卵壳较厚，一端有明显的卵盖，另一端有小棘，卵内含 1 个卵细胞和多个卵黄细胞。

6. 犬复孔绦虫 成虫寄生于犬、猫的小肠内，孕节自链体脱落，主动逸出肛门或随宿主粪便排出体外，破裂后虫卵散出，虫卵被中间宿主蚤类幼虫食入，在其肠内孵出六钩蚴，穿过肠壁进入血腔内发育。待蚤幼虫经蛹羽化为成虫时，发育成似囊尾蚴。被感染的蚤活动迟缓，犬、猫舔毛时将其吞食而受感染。似囊尾蚴进入犬、猫的小肠后以头节附于肠黏膜上，发育为成虫。人常因与猫、犬接触时误食病蚤而感染，导致犬复孔绦虫病。

成虫体长 10 ~ 15 cm，宽 0.3 ~ 0.4 cm，由 200 个节片组成。头节近似菱形，横径为 0.3 ~ 0.4 mm，具有 4 个吸盘和 1 个呈棒状且可伸缩的顶突，其上有约 60 个玫瑰刺形小钩，常排成 4 圈（图 2-54）。颈部细而短。成节和孕节均长大于宽。

每个成节有雌、雄生殖器官各 2 套，2 个生殖孔对称地分列于节片两侧缘的近中部。成节有睾丸 100 ~ 200 个。卵巢 2 个，位于两侧生殖腔后内侧，靠近排泄管；卵黄腺分叶状，位于卵巢之后（图 2-55）。孕节内子宫呈网状，内含若干个储卵囊，每个储卵囊内含 2 ~ 40 个虫卵。虫卵呈圆球形，透明，直径 35 ~ 50 μm，具有两层薄的卵壳，内含 1 个六钩蚴。

【作业】

绘制缩小膜壳绦虫虫卵形态图并标注结构。

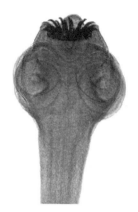

图 2-54 犬复孔绦虫头节

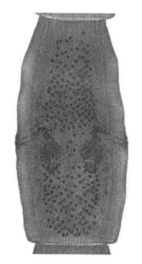

图 2-55 犬复孔绦虫成节

【复习思考题】

1. 亚洲带绦虫与牛带绦虫在诊断中应怎样鉴别？

2. 描述泡状棘球蚴的形态结构特点。

3. 微小膜壳绦虫与缩小膜壳绦虫的形态学鉴别点有哪些？

4. 阔节裂头绦虫生活史与曼氏迭宫绦虫生活史的不同点有哪些？

5. 如何防治犬复孔绦虫病？

（陈金铃）

数字课程内容

⤓ 实验 PPT　　　✎ 复习思考题答案

实验五 线 虫

一、似蚓蛔线虫（*Ascaris lumbricoides*）

【学习要求】

1. 掌握似蚓蛔线虫成虫和虫卵的形态特征。
2. 掌握似蚓蛔线虫的感染阶段和致病阶段。
3. 掌握从粪便中检查似蚓蛔线虫虫卵的方法。
4. 了解似蚓蛔线虫的致病作用。

【学习要点】

似蚓蛔线虫简称蛔虫，是一种常见的消化道寄生线虫，其生活史阶段包括卵、幼虫和成虫。蛔虫成虫寄生于人体小肠，雌雄交配产卵，虫卵随粪便排出体外，在适宜条件下发育为感染期虫卵。感染期虫卵是蛔虫的感染阶段，被误食后可在小肠孵出幼虫，幼虫侵入肠壁小血管和淋巴管，随静脉血移行至右心、肺，进入肺泡，两次蜕皮后上行至咽，咽下后经食管、胃至小肠，最终在小肠发育为成虫。蛔虫幼虫、成虫均可致病，幼虫可致肺部损伤，并可引起超敏反应；成虫可掠夺营养引起营养不良，导致消化道症状，还可导致胆道蛔虫病、阑尾炎、肠梗阻、肠穿孔等并发症。

粪便中检获虫卵或成虫即可确诊蛔虫感染；由于蛔虫排卵量大，粪便直接涂片法即可很容易检获虫卵，由于其简便易行，故为检查蛔虫卵最常用的检查方法。痰液中亦可检获蛔虫幼虫。

【实验内容】

（一）示教标本观察

1. 成虫　长圆柱形，似蚯蚓。体形向头尾两端逐渐变细，尾部钝圆锥形。虫体呈微黄色或淡红色，死后灰白色。体表有细横纹，两侧缘有明显的白色侧线。前端有三片唇瓣（labella），呈"品"字形排列。唇的内缘有细齿一列，侧缘各有小乳突一对。唇后为一小的口腔，连接食管。中肠为简单的直管。直肠短，在雌虫开口于肛孔，在雄虫开口于泄殖腔。雄虫长 15～31 cm，尾端向腹面卷曲。生殖器官为单管型，盘绕在虫体后半部，射精管开口于泄殖腔。射精管的后端部背面有交合刺囊，囊内有近等长的棒状交合刺一对，可以伸缩。肛前乳头数目较多，排列成平行的 4 行，肛后有 4 个双乳头和 6

个单乳头。雌虫一般长 20～35 cm，有的可长达 49 cm，尾端平直。生殖器官为双管型，两组生殖器官盘绕于虫体的后 2/3 处。子宫呈粗管状，阴门位于虫体前 1/3 与中 1/3 交界处。

2. 虫卵　蛔虫卵分为受精卵和未受精卵。受精卵宽卵圆形，大小为（45～75）μm ×（35～50）μm。卵壳的表面有一层由子宫分泌的、凹凸不平的蛋白质膜，常被胆汁染成棕黄色。卵壳分三层，外层为受精膜，极薄，约厚 0.5 μm，外与蛋白质膜相连；其内为壳质层，厚而透明；最内层为蛔甙层。卵内含有一个未分裂的卵细胞。虫卵两端卵细胞与卵壳之间有 2 个新月形空隙。未受精卵较狭长，多为长椭圆形，少数外形不整齐，大小为（88～94）μm ×（39～44）μm。蛋白质膜与卵壳均较薄，无蛔甙层。卵内充满大小不等的屈光颗粒。蛔虫卵上的蛋白质膜可脱落，脱去蛋白膜的蛔虫卵卵壳无色透明，需注意与其他虫卵鉴别（图 2-56）。

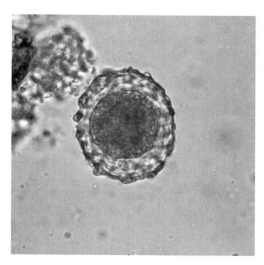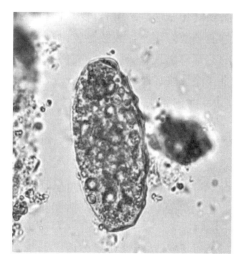

图 2-56　蛔虫受精卵（左）和未受精卵（右）

（二）实验操作

蛔虫卵（封片标本）显微镜观察　在低倍镜下寻找虫卵，应按顺序在封片内寻找，找到后移至视野中心换高倍镜观察。封片中可见受精卵和未受精卵，受精卵为宽椭圆形，棕黄色，卵壳厚，卵壳外有花边样的蛋白质膜，卵内含一个卵细胞，虫卵两端有时可见卵细胞与卵壳之间形成的新月形间隙；未受精卵为长椭圆形，黄色，卵壳和蛋白质膜均略薄，卵内无卵细胞，仅可见大小不等的折光颗粒。封片中亦可见因脱去蛋白质膜而呈无色透明的受精卵和未受精卵。

【作业】
绘制似蚓蛔线虫受精卵、未受精卵形态图并标注结构。

【复习思考题】
1. 简述蛔虫病的病原学检查方法及具体操作。
2. 蛔虫成虫可对患者造成哪些危害？最严重的危害是什么？

二、毛首鞭形线虫（*Trichuris trichiura*）

【学习要求】

1. 掌握毛首鞭形线虫成虫和虫卵的形态特征。
2. 掌握毛首鞭形线虫的感染阶段和致病阶段。
3. 掌握从粪便中检查毛首鞭形线虫虫卵的方法。
4. 了解毛首鞭形线虫的致病作用。

【学习要点】

毛首鞭形线虫简称鞭虫，主要寄生于人体盲肠，引起鞭虫病。鞭虫的生活史包括卵、幼虫和成虫三个阶段。鞭虫成虫主要寄生于人体盲肠，雌雄交配后雌虫产卵，虫卵随粪便排出体外。在适宜的温度、湿度下发育为感染期卵。感染期卵污染食物或饮水等经口进入人体，在小肠内孵出幼虫，再移行到盲肠发育为成虫。鞭虫的主要致病期为成虫。成虫吸食组织液和血液，严重者可出现贫血、发育迟缓和营养不良；虫体还可因机械性损伤和分泌物的刺激作用，导致肠黏膜出现炎症、水肿、出血或发生溃疡引起消化道症状；严重感染的儿童可出现直肠脱垂。粪便中检获虫卵即可确诊鞭虫感染，常采用的方法包括生理盐水直接涂片法、厚涂片透明法（改良加藤法）、沉淀法或饱和盐水浮聚法等。

【实验内容】

（一）示教标本观察

1. 成虫　活虫体呈淡灰色，外形似马鞭，前部细长，约占体长的3/5，后部较粗。消化系统包括口腔、咽管、肠及肛门。口腔极小，无唇瓣，有一尖刀状口矛。咽管细长。雄虫长30~45 mm，尾端向腹面呈环状卷曲，有交合刺一根。雌虫长35~50 mm，尾端钝圆，生殖器官为单管型，包括卵巢、输卵管、子宫、阴道。阴门位于虫体粗大部的前端（图2-57）。

2. 虫卵　纺锤形或橄榄形，黄褐色，大小为（50~54）μm×（22~23）μm。卵壳较厚，两端各具一透明塞状突起，称为盖塞。虫卵自人体排出时，卵内含有一个尚未分裂的卵细胞（图2-57）。

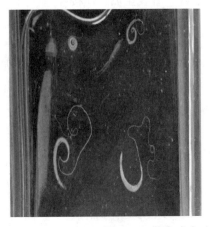 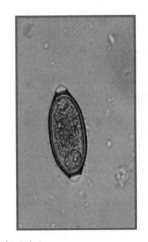

图 2-57　鞭虫成虫（左）和虫卵（右）

（二）实验操作

鞭虫卵（封片标本）显微镜观察　在低倍镜下寻找虫卵，应按顺序在封片内寻找，找到后移至视野中心换高倍镜观察。鞭虫卵呈纺锤形，黄褐色，中等略小，卵壳厚，两端各具一盖塞，卵内含一个卵细胞。

【作业】

绘制毛首鞭形线虫虫卵形态图并标注结构。

【复习思考题】

1. 简述鞭虫病的病原学检查方法及具体操作。
2. 简述鞭虫的致病作用。

三、十二指肠钩口线虫（*Ancylostoma duodenale*）和美洲板口线虫（*Necator americanus*）

【学习要求】

1. 掌握十二指肠钩口线虫和美洲板口线虫成虫和虫卵的形态特征。
2. 掌握十二指肠钩口线虫和美洲板口线虫成虫的形态鉴别要点。
3. 掌握十二指肠钩口线虫和美洲板口线虫成虫的感染阶段和致病阶段。
4. 掌握十二指肠钩口线虫和美洲板口线虫的病原学检查方法。
5. 了解十二指肠钩口线虫和美洲板口线虫成虫的致病作用。

【学习要点】

钩虫（hookworm）是钩口科线虫的统称。寄生于人体的钩虫主要有十二指肠钩口线虫和美洲板口线虫，分别简称十二指肠钩虫和美洲钩虫。钩虫成虫寄生于十二指肠及空肠上部，雌雄交配后产卵，虫卵随粪便排出。虫卵在适宜环境中孵化，经第一期杆状蚴、第二期杆状蚴发育为丝状蚴。丝状蚴多生活在土壤表层。当人体皮肤与土壤接触时，丝状蚴经皮肤侵入人体，经 24 h 侵入皮下微血管或淋巴管，随血流到达右心、肺，进入肺泡，再沿毛细支气管、小支气管、支气管、气管上行至咽部，随宿主吞咽活动经食管、胃到达小肠，再经历 2 次蜕皮发育为成虫。经皮肤感染是钩虫丝状蚴侵入宿主的主要方式，但十二指肠钩虫也可经口、经母乳感染及经胎盘垂直感染。

偶尔寄生于人体的钩虫有锡兰钩口线虫、犬钩口线虫和马来钩口线虫等。另有巴西钩口线虫的感染期幼虫也可以感染人体，但一般不发育为成虫，仅引起皮肤幼虫移行症。

钩虫幼虫、成虫均可致病。幼虫可致钩蚴性皮炎和肺部损伤。成虫可引起患者慢性失血而导致贫血，是钩虫病最主要的表现之一，感染严重时可导致严重贫血；钩虫成虫还可导致上腹不适、疼痛、恶心、呕吐、腹胀、腹泻、上消化道出血、异食症等消化道症状。婴儿钩虫病可表现为急性便血性腹泻，黑便或柏油样便，面色苍白，精神萎靡，肝脾大，贫血多较严重，预后较差。

粪便检查中检出钩虫卵为主要的确诊依据。粪便直接涂片法简单迅速，但轻度感染时易漏诊；饱和盐水浮聚法操作简单，检出率较高，是诊断钩虫感染的最适宜方法；Kato-Katz 厚涂片法出率较高，可测定感染度，但技术要求较高。如果要区分十二指肠钩虫或美洲钩虫感染，需依赖于虫卵孵化出钩蚴（钩蚴培养法）或驱虫获得成虫，才能准确鉴别。通过内镜（胃镜、肠镜、胶囊内镜）检查亦可检获成虫从而确诊，并可进行虫种鉴定。

【实验内容】

（一）示教标本观察

1. 成虫 细长线状，长约 1 cm，体壁略透明，活时呈肉红色，死后为乳白色，雌虫略大于雄虫（图 2-58）。虫体前端较细，微向背侧仰曲，顶端有一发达的角质口囊，口囊腹侧缘有 2 对钩齿或 1 对板齿（图 2-59）。雌虫较大，尾端呈圆锥状，阴门位于虫体腹面中部，十二指肠钩虫有尾刺。雄虫较小，末端膨大，角皮向后延伸并形成膜质交合伞，伞内有若干指状肌性辐肋支撑，分为背辐肋、侧辐肋和腹辐肋，背辐肋的分支特点是虫种分类和鉴别的重要依据之一。交合伞内还有两根从泄殖腔伸出的细长可收缩的交合刺（图 2-60）。十二指肠钩虫与美洲钩虫成虫的形态区别见表 2-2。

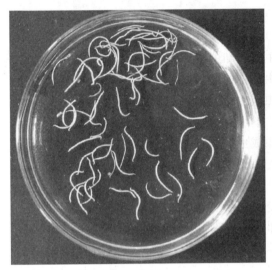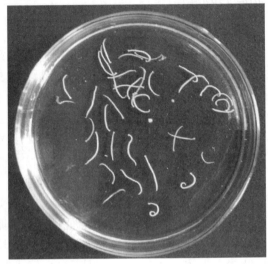

图 2-58 十二指肠钩虫成虫（左）和美洲钩虫成虫（右）

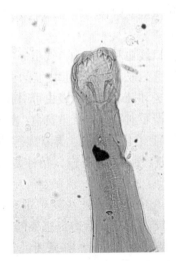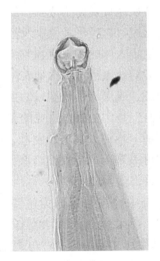

图 2-59 十二指肠钩虫口囊（左）和美洲钩虫口囊（右）

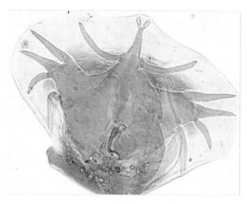 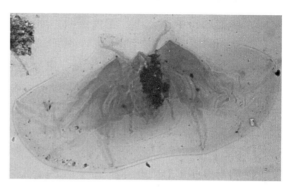

图 2-60　十二指肠钩虫交合伞（左）和美洲钩虫交合伞（右）

表 2-2　寄生于人体的两种钩虫成虫的鉴别要点

鉴别要点	十二指肠钩虫	美洲钩虫
大小（mm）	♀（10~13）×0.6	♀（9~11）×0.4
	♂（8~11）×（0.4~0.5）	♂（7~9）×0.3
体形	头端与尾端均向背面弯曲呈"C"形	尾端向腹面弯曲呈"S"形
口囊腹齿	腹侧前缘有 2 对钩齿	腹侧前缘有 1 对半月形板齿
交合伞形状	略呈圆形	扁圆形
背辐肋分支	远端分 2 支，每支再分 3 小支	基部分 2 支，每支再分 2 小支
交合刺	刺呈长鬃状，末端分开	一刺末端呈钩状，包套于另一刺的凹槽中
阴门	体中部略后	体中部略前
尾刺	有	无

2. 虫卵　两种钩虫卵光镜下无法区别，呈椭圆形，无色透明，中等大小，卵壳薄，新鲜粪便中的虫卵内含 2~8 个卵细胞，卵细胞与卵壳之间有明显的间隙。若粪便排出后放置过久，在适宜环境下虫卵可继续分裂，可见多细胞卵、含桑葚期胚甚至含幼虫的虫卵（图 2-61）。由于蛔虫卵上的蛋白质膜可脱落，脱去蛋白质膜的蛔虫卵卵壳无色透明，需将钩虫卵与脱去蛋白质膜的蛔虫卵进行鉴别。可从以下 3 点进行鉴别：①卵壳厚薄：钩虫卵卵壳非常薄，而蛔虫卵卵壳比较厚。②卵内容物：钩虫卵内细胞数较多；③而蛔虫受精卵仅 1 个卵细胞，未受精卵无卵细胞；卵细胞与卵壳之间的空隙：钩虫卵卵细胞与卵壳之间的空隙明显，为卵周隙；而蛔虫卵空隙不明显，仅在虫卵两端有时可见新月形间隙。

（二）实验操作

1. 钩虫卵（封片标本）显微镜观察　在低倍镜

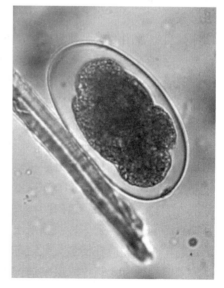

图 2-61　钩虫卵

下寻找虫卵，应按顺序在封片内寻找，找到后移至视野中心换高倍镜观察。封片中可见钩虫卵，椭圆形，中等大小，无色透明，卵壳薄，内含 2 ~ 8 个卵细胞，卵细胞与卵壳之间可见明显的卵周隙。

2. 蛔虫卵、鞭虫卵、钩虫卵混合虫卵（悬滴片标本）显微镜观察　取瓶装的混合虫卵，轻轻摇匀，以滴管吸取混合虫卵悬液，滴加一滴悬液于干净的载玻片上，小心覆加盖玻片于其上（注意避免产生气泡），置于低倍镜下按顺序寻找虫卵，找到后移至视野中心换高倍镜观察。悬滴片中可见蛔虫受精卵、未受精卵、鞭虫卵、钩虫卵。

【作业】

绘制钩虫卵形态图并标注结构。

【复习思考题】

1. 简述钩虫病的病原学检查方法及具体操作。

2. 钩虫可对患者造成哪些危害？最突出的危害是什么？

3. 如何鉴别十二指肠钩虫和美洲钩虫？

4. 如何鉴别脱去蛋白质膜的蛔虫卵和钩虫卵？

四、蠕形住肠线虫（*Enterobius vermicularis*）

【学习要求】

1. 掌握蠕形住肠线虫成虫和虫卵的形态特征。

2. 掌握蠕形住肠线虫的感染阶段和致病阶段。

3. 掌握蠕形住肠线虫的病原学检查方法。

4. 了解蠕形住肠线虫的致病作用。

【学习要点】

蠕形住肠线虫简称蛲虫，是一种常见的消化道寄生线虫。其成虫寄生于人体回盲部，雌雄交配，受孕雌虫逐渐向下移行至直肠，宿主睡眠后肛门括约肌松弛时，部分雌虫爬出肛门外在肛周皮肤排卵。产卵后的雌虫大多干瘪死亡，少数雌虫可再爬回肛门或进入阴道、尿道、膀胱等处，引起异位损害。虫卵在肛门周围皮肤上，约经 6 h，即发育为感染期卵。当患者用手搔抓肛门周围皮肤，虫卵污染手指，再经口食入而造成自身感染。虫卵也可脱落在衣裤、被褥、玩具或食物上，经口使自身或他人感染。虫卵亦可随灰尘飞扬，经空气吸入，黏附在咽部，随吞咽进入消化道而感染。虫卵在十二指肠内孵出幼虫，幼虫沿小肠下行至结肠发育为成虫。虫卵在肛周皮肤上可孵化出幼虫，经肛门进入肠腔，可发育至成虫阶段，即逆行感染。

蛲虫病最突出的症状为肛周瘙痒，是蛲虫雌虫夜间在肛门周围产卵刺激所致；也可以出现胃肠功能紊乱和消化道症状；还可以由于异位寄生而导致阑尾炎、泌尿生殖系统炎症等异位损伤。

由于蛲虫不是在肠道内产卵，而是产卵在肛周皮肤，故不宜通过粪便中查找蛲虫卵诊断蛲虫感染，而应采用透明胶纸法或棉拭子法检查肛门周围皮肤上的虫卵以确诊。需注意的是，检查时间应在清晨大便之前。除了检查虫卵之外，还可在患儿睡着后 2 h 左右肉眼观察肛门周围有无蛲虫成虫来进行检查。

【实验内容】

（一）示教标本观察

1. 成虫 虫体细小，呈乳白色。虫体角皮具横纹，头部周围的角皮向外隆起形成头翼。口孔位于虫体前端顶部，口与咽管相连，咽管末端膨大呈球形，称咽管球。雌虫长为 8～13 mm，宽0.3～0.5 mm 中部膨大，尾端直而尖细；生殖系统为双管型。雄虫长 2～5 mm，宽 0.1～0.2 mm，体后端向腹面卷曲，具有尾翼及数对乳突；生殖系统为单管型，有交合刺 1 根，长约 70 mm，末端弯曲。

2. 虫卵 呈柿核形，一侧扁平，一侧稍凸，大小为（50～60）μm×（20～30）μm，无色透明，卵壳厚，内含 1 个蝌蚪期的胚胎（图 2-62）。

（二）实验操作

蛲虫卵封片标本显微镜观察 在低倍镜下寻找虫卵，应按顺序在封片内寻找，找到后移至视野中心换高倍镜观察。封片中可见蛲虫卵，中等略小，柿核形、无色透明，卵壳厚，卵内含 1 个蝌蚪期胚胎。由于蛲虫卵无色透明，显微镜光线不宜过强，以便于寻找。

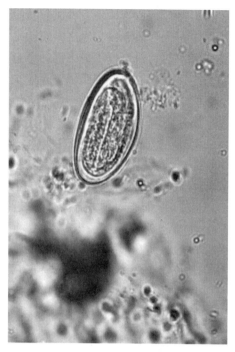

图 2-62 蛲虫卵

【作业】

绘制蛲虫卵形态图并标注结构。

【复习思考题】

1. 简述蛲虫病的病原学检查方法及具体操作。

2. 蛲虫可对患者造成哪些危害？最突出的症状是什么？

五、丝虫（filaria）

【学习要求】

1. 掌握丝虫成虫和微丝蚴的形态特征。

2. 掌握丝虫的感染阶段和致病阶段。

3. 掌握丝虫的病原学检查方法。

4. 了解丝虫的致病作用。

【学习要点】

丝虫由吸血节肢动物传播，可寄生于人体及其他脊椎动物。寄生于人体的丝虫有 8 种，危害严重的主要为寄生于淋巴系统的班氏吴策线虫（班氏丝虫）、马来布鲁线虫（马来丝虫）和寄居在皮下组织的旋盘尾线虫（盘尾丝虫）。我国仅曾有班氏丝虫与马来丝虫流行。班氏丝虫与马来丝虫成虫均寄生于人体淋巴系统，雌雄交配后，雌虫产出的微丝蚴随淋巴液经胸导管进入血液循环，在白天常滞留于肺毛细血管中，夜间才出现于外周血液。蚊夜间叮咬吸血时，微丝蚴随血液进入蚊胃，脱去鞘膜，侵入胸肌，形成腊肠期幼虫。随后蜕皮 2 次，发育成丝状蚴，移行至蚊喙。当蚊虫再次叮吸人血时，丝状蚴进入人体，进入淋巴系统，经 2 次蜕皮发育为成虫。丝虫病急性期可表现为淋巴管炎、淋巴结炎、丝虫热、丹毒样皮炎，部分患者可出现精囊炎、附睾炎、睾丸炎；慢性期可表现为象皮肿、乳糜尿、睾丸鞘膜积液等症状。

【实验内容】

（一）示教标本观察

1. 成虫 虫体细长如丝线状，乳白色，雄虫显著小于雌虫。班氏丝虫雌虫长 80 ～ 100 mm，雄虫长 28.2 ～ 42 mm；马来丝虫雌虫长 43 ～ 55 mm，雄虫长 13 ～ 23 mm。雄虫尾端向腹面卷曲可达 2 ～ 3 圈，生殖器官单管型；雌虫尾部钝圆，略向腹面弯曲，生殖器官双管型。阴门位于虫体前部腹面，近阴门处子宫内含有微丝蚴。

2. 微丝蚴 雌虫产出的幼虫称微丝蚴。微丝蚴细长，头端钝圆，尾端尖细，体内有许多圆形或椭圆形的细胞核，称为体核。头部无体核区称为头间隙。马来微丝蚴的头间隙长，其长宽比约为 1：2，体态硬直，大弯中有小弯，体核密集不易分清，尾部有 2 个尾核，尾核处角皮膨大。班氏微丝蚴头间隙短，长宽比约为 1：1，体态柔和，弯曲大而自然，体核清晰可数，排列均匀，无尾核（表 2-3，图 2-63）。

表 2-3 班氏微丝蚴和马来微丝蚴形态鉴别要点

鉴别要点	班氏微丝蚴	马来微丝蚴
大小（μm）	（244 ～ 296）×（5.3 ～ 7.0）	（177 ～ 230）×（5 ～ 6）
体态	弯曲自然，柔和	弯曲僵直，大弯中有小弯
头间隙	较短，长度与宽度相等或小于宽度	较长，长度约为宽度的 2 倍
体核	圆形，较小，排列均匀，清晰可数	卵圆形，较大，排列密集，不易分清
尾部	无尾核，尾部尖细	2 个尾核前后排列，尾核处较膨大

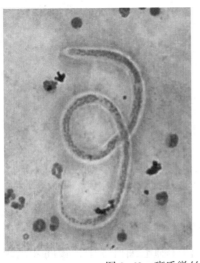 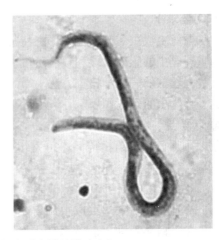

图 2-63 班氏微丝蚴（左）和马来微丝蚴（右）

（二）实验操作

1. 微丝蚴标本观察

（1）未染色玻片标本显微镜观察：厚血片经溶血后，在低倍镜下检查，找到无色透明、反光性强的线状虫体后再用高倍镜进行观察。因未染色，体内结构不能见到，只能观察虫体大小及体态弯曲情况（观察时切忌用油镜，同时注意不要与其他纤维物质混淆，纤维物质镜下大小不等，无一定结构，边缘不整齐）。

（2）染色玻片标本显微镜观察

1）班氏微丝蚴：在低倍镜视野下，红、白细胞呈极小点状物，布满整个视野中，微丝蚴经染色后为紫蓝色，形状为细小弯曲的线状虫体。找到后将其调节于视野中心，再放一滴镜油于玻片标本上，按油镜操作规程转用油镜观察，光圈要全部开足。在油镜视野下，班氏微丝蚴体呈丝状，前端钝圆，后端尖细，体外披有一层鞘膜，此鞘膜长出于被包围的虫体前端及后端，尤以前端更明显。虫体体态弯曲较自然柔和，体内构造可观察到。整个身体中有许多体细胞核，称为体核。体核大小相等，为圆形或椭圆形，排列较整齐，核较分散，核与核之间染色淡。在虫体最前端无细胞核构造，为一空隙，称为头间隙。头间隙的长度与虫体宽度相等或为虫体宽的 1/2，在尾部亦无细胞核结构。

2）马来微丝蚴：一般构造与班氏微丝蚴相同，与班氏微丝蚴的鉴别特征为：体态弯曲不自然，较硬直，有小弯曲；头间隙较长，其长度约等于虫体宽度的 2 倍；体细胞核密集，大小、形状也不规则，由于体核聚集在一起，不易分辨清楚；尾部有尾核 2 个，前后排列。

2. 厚血膜制作的技术操作（为常用的丝虫病诊断方法）

（1）器材：刺血针、载玻片、棉球、乙醇棉球、溶血缸。

（2）操作步骤：①75% 乙醇棉球消毒受检查耳垂，待干后用左手拇指与示指提住耳垂下方，并使耳垂下方皮肤绷紧，右手指将采血针速刺耳垂，挤出三大滴血，滴于洁净载玻片的中央；②用另一载玻片的一角，轻轻将血滴自内向外作螺旋形摊开涂成约 2.5 cm×1.5 cm 的厚血膜；③将玻片平放，待其自然干燥；④将血片置于清洁的水中（也可滴加蒸馏水或清水，铺满血膜）15～20 min，脱去血红蛋白，待血膜变为灰白色后取出，揩去玻片反面的水，镜检。

（3）注意事项：①取血时间应于晚上 9 时以后为宜。②载玻片必须洁净，不带油迹，否则易使血膜脱落。③刺血针及刺血部位皮肤均需用 75% 乙醇消毒后方可刺血。④如需观察虫体详细构造，鉴定虫种，则须染色，一般用吉姆萨染色，方法与疟原虫的厚血膜相同。但检查马来微丝蚴最好用苏木素染色。

【作业】

绘制两种丝虫微丝蚴染色标本图，并标注其结构及放大倍数。

【复习思考题】

1. 简述两种丝虫微丝蚴在形态上的区别点。

2. 丝虫的生活史有何特点？微丝蚴的"夜现周期性"可能与哪些因素有关？

3. 丝虫病有哪些临床表现？是怎样引起的？

4. 用病原学方法诊断丝虫病时应注意哪些问题？为什么？

5. 在什么情况下应使用免疫学方法来诊断丝虫病？

6. 丝虫病能否通过输血的方式传播？为什么？

六、旋毛形线虫（*Trichinella spiralis*）

【学习要求】

1. 掌握旋毛形线虫成虫和囊胞蚴的形态特征。
2. 掌握旋毛形线虫的感染阶段和致病阶段。
3. 掌握旋毛形线虫的病原学检查方法。
4. 了解旋毛形线虫的致病作用。

【学习要点】

旋毛形线虫简称旋毛虫，是一种重要的组织肌肉内寄生线虫，其成虫和幼虫分别寄生于同一宿主的小肠和横纹肌，但完成生活史必须交换宿主。旋毛虫成虫寄生于宿主小肠，雌雄交配新生蚴，侵入肠壁小血管、淋巴管，随血液至全身，仅在横纹肌内发育为囊包蚴，形成囊包。含有活囊包的肉被新宿主食入，在小肠幼虫自囊包逸出，侵入肠黏膜，48 h 内发育为成虫。旋毛虫的主要致病阶段为幼虫，临床上主要表现为发热、眼睑水肿、皮疹、肌肉疼痛等，其中全身性肌痛是旋毛虫病最突出的症状，重症患者可因并发症死亡。

肌肉活组织检查检获幼虫或囊包即可确诊。

【实验内容】

（一）示教标本观察

1. 成虫　虫体细小，线状，乳白色，咽管较长，占虫体的 1/3 ~ 1/2。雌雄异体，雄虫（1.0 ~ 1.8）mm ×（0.03 ~ 0.05）mm，雌虫大小为（2.5 ~ 3.5）mm ×（0.05 ~ 0.06）mm，生殖器官均为单管型。尾端有 2 个扁平叶状交配附器，无交合刺。

2. 幼虫　具有感染性，大小约为 1.0 mm ×0.03 mm。幼虫呈淡橙红色，咽管结构似成虫。成熟幼虫蜷曲于横纹肌内的梭形囊包中。囊包大小为（0.25 ~ 0.5）mm ×（0.21 ~ 0.42）mm，其长轴与横纹肌纤维平行排列。1 个囊包内通常含有 1 ~ 2 条幼虫，有时可多达 6 ~ 7 条（图 2-64）。

（二）实验操作

旋毛虫囊包玻片标本　在低倍镜下寻找，应按顺序在封片肌肉内寻找，找到后可移至视野中心换高倍镜仔细观察。囊包呈梭形，长轴与横纹肌纤维平行排列，有两层囊壁，囊内多有 1 ~ 2 条幼虫。

【作业】

绘制旋毛形线虫囊包形态图并标注结构。

【复习思考题】

1. 简述旋毛虫病的病原学检查方法及其优缺点。
2. 旋毛形线虫可对患者造成哪些危害？

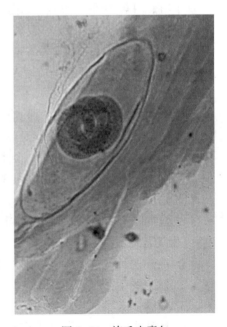

图 2-64　旋毛虫囊包

七、其他人体寄生线虫

【学习要求】

1. 掌握粪类圆线虫、广州管圆线虫、结膜吸吮线虫、异尖线虫、美丽筒线虫、棘颚口线虫的形态特征。

2. 掌握粪类圆线虫、广州管圆线虫、结膜吸吮线虫、异尖线虫、美丽筒线虫、棘颚口线虫的感染阶段、致病阶段和诊断方法。

3. 了解粪类圆线虫、广州管圆线虫、结膜吸吮线虫、异尖线虫、美丽筒线虫、棘颚口线虫的致病作用。

【学习要点】

粪类圆线虫（*Strongyloides stercoralis*）是一种兼性寄生虫，其生活史包括自生世代和寄生世代。粪类圆线虫成虫寄生于宿主小肠内，雌虫多钻入宿主肠黏膜，并在此产卵，经数小时发育即可孵出杆状蚴，钻出肠黏膜，随粪便排出体外。杆状蚴在外界发育为丝状蚴，可通过皮肤或黏膜重新感染人体（杆状蚴也可以在体内直接发育为丝状蚴），随血液循环经右心至肺，进入肺泡，沿支气管、气管移行至咽部，最后经吞咽到达消化道，在消化道内发育为成虫。丝状蚴也能在外界环境中发育成为自生世代成虫。粪类圆线虫幼虫则可侵入肺、脑、肝、肾等器官，引起粪类圆线虫病。患者机体免疫功能低下时，则可因严重感染而死亡。

广州管圆线虫（*Angiostrongylus cantonensis*）成虫寄生于啮齿类动物肺动脉内，幼虫偶可侵入人体中枢神经系统，导致嗜酸性粒细胞增多性脑膜炎或脑膜脑炎。其感染阶段为第三期幼虫，终宿主常因吞食含第三期幼虫的中间宿主、转续宿主，或食入、饮入被第三期幼虫污染的食物或水而被感染。人是广州管圆线虫的非适宜宿主，可导致幼虫移行症。

结膜吸吮线虫（*Thelazia callipaeda*）主要寄生在犬、猫和兔等动物眼内，也可寄生人眼致结膜吸吮线虫病。雌虫直接产幼虫于结膜囊内，当中间宿主果蝇舐吸终宿主眼部分泌物时而被吸入蝇体内，发育为感染期幼虫（丝状蚴），当蝇再舐吸人或其他动物眼部时，感染期幼虫侵入宿主眼部，发育为成虫。从结膜囊内直接取出虫体镜检即可确诊。

异尖线虫（*Anisakis*）成虫寄生于海栖哺乳类动物的胃内，虫卵随粪便排入海水，先后发育为第一期幼虫、第二期幼虫，海生浮游甲壳类摄食后，在其体内发育为第三期幼虫。终宿主捕食浮游甲壳类动物，第三期幼虫即可进入终宿主体内发育为成虫。人不是异尖线虫的适宜宿主，幼虫可寄生于人体消化道各部位，亦可引起内脏幼虫移行症。纤维内镜检查出幼虫，便可明确诊断。免疫学检查有重要辅助诊断价值，尤其对于肠异尖线虫病及消化道外异尖线虫病的诊断。

美丽筒线虫（*Gongylonema pulchrum*）成虫寄生于反刍类动物及猪、人等的食管、咽部和口腔黏膜下。虫卵随粪便排出，被中间宿主甲虫或蜚蠊吞入，在其体内发育为感染期幼虫。中间宿主被正常的终宿主吞入后，幼虫即脱囊而出，并迅速移行至食管、胃相接处，钻入黏膜下层发育为成虫。人偶可感染该虫，导致口腔病变。进行活检，获得虫体即可确诊。

棘颚口线虫（*Gnathostoma spinigerum*）成虫寄生于终宿主胃壁肿块内，肿块破溃后虫卵入肠道随粪便排出，入水孵出幼虫，被剑水蚤吞食后，发育为第二期幼虫。当含第二期幼虫的剑水蚤被淡水鱼类吞食后，在其体内发育为第三期幼虫，即感染期幼虫。终宿主食入含第三期幼虫的淡水鱼类后，幼虫在胃内脱囊，穿过肠壁移行至肝、肌肉或结缔组织，最后进入胃壁，在黏膜下形成特殊的肿块，逐渐发育为成虫，一个肿块中常有1至数条虫体寄生。人不是该虫适宜宿主，感染后在人体组织内寄生的虫体仍停留在第三期幼虫或性未成熟的成虫早期阶段，导致幼虫移行症。从病变组织中取出虫体作镜检即可确诊。

【实验内容】

（一）示教标本观察

1. 粪类圆线虫

（1）杆状蚴：头端钝圆，尾部尖细，无鞘膜，长0.2~0.45 mm，具双球型咽管。

（2）丝状蚴：虫体细长，长0.6~0.77 mm，咽管柱状，尾尖，尾末端具2个细小分支。

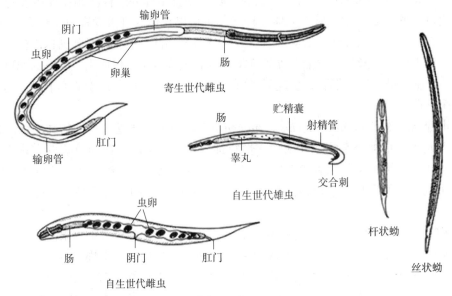

图2-65 粪类圆线虫

2. 广州管圆线虫

（1）成虫：线状，两端略细，角皮透明光滑，其上有微细环状横纹。雌虫大小为（17~45）mm×（0.3~0.66）mm，尾端呈斜锥形。子宫双管型，白色，与充满血液的肠管缠绕，呈红（或黑褐）白相间。阴门开口于肛孔前方。雄虫大小为（11~26）mm×（0.21~0.53）mm，尾端略向腹面弯曲，交合伞呈肾形，对称排列，内具辐肋。交合刺2根，等长，棕色，有横纹。

（2）第三期幼虫：无色透明，大小为（0.462~0.525）mm×（0.022~0.027）mm。体表被覆两层鞘膜。头端稍圆，尾端骤变尖细，可见排泄孔、肛孔与生殖原基。

（3）第四期幼虫：虫体雌雄区分明显。大小约为第三期幼虫的2倍，肠内充满折光颗粒。雌虫前端可见双管型子宫，阴道与肛孔位于虫体近末端。雄虫后端膨大，出现交合刺和交合刺囊。

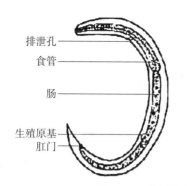
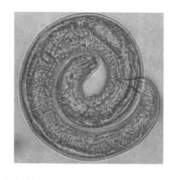

排泄孔
食管
肠
生殖原基
肛门

图 2-66　广州管圆线虫第三期幼虫

（4）第五期幼虫：虫体体积较四期增大。雄虫尾端已形成交合伞，与成虫相似，仅形态略小，其内可见辐肋，交合刺、交合刺囊清晰可见，但刺上少有角质层沉着。雌虫阴门明显。

2. 结膜吸吮线虫　成虫乳白色、半透明、线状。除头、尾外，体表密布微细环纹，环纹两边呈锯齿状上下排列。雄虫大小为（4.5 ～ 17.0）mm ×（0.2 ～ 0.8）mm，尾端向腹面卷曲，具长短、形状各异的交合刺 2 根。雌虫较大，为（6.2 ～ 23.0）mm ×（0.3 ～ 0.85）mm。

3. 异尖线虫　在人体寄生的异尖线虫均为第三期幼虫。虫体呈长纺锤形，无色，微透明，胃部白色，虫体两端变细尤以头端为甚。体长 12.5 ～ 30.0 mm。头部为融合的唇块，唇瓣尚未分化，腹侧有一明显的钻齿。

4. 美丽筒线虫　成虫虫体细长，乳白色，体表具细横纹，体前端两侧各有 1 个波浪状颈翼，头端稍后处两侧各有 1 个颈乳突，表面凹陷，形似钮扣。雄虫大小为（21.5 ～ 62）mm ×（0.1 ～ 0.36）mm，尾部有明显尾翼，左右不对称。雌虫大小为（32 ～ 150）mm ×（0.2 ～ 0.53）mm，尾部呈短锥形。

5. 棘颚口线虫

（1）成虫：短粗，活时呈鲜红色，稍透明。两端稍向腹面弯曲，头端膨大呈球形，上有 8 ～ 11 环小钩，颈部狭窄，体前半部和近尾端处被有很多体棘。雄虫长 11 ～ 25 mm，末端膨大形成假交合伞，尾端附有 4 对大的具柄乳突和 4 对小乳突，交合刺 1 对，不等长。雌虫长 25 ～ 54 mm，阴门位于虫体中部稍后。

（2）第三期幼虫：呈"6"形盘曲，长约 4 mm，头顶端有唇，头球上具 4 圈小钩。全身体表被有 200 列以上环形体棘，体前部棘长 10 mm，向后逐渐变小、变稀。体内前 1/4 处有 4 个肌质的管状颈囊，均开口于头球内气室中。食管棒状。

（二）实验操作

1. 粪类圆线虫杆状蚴封片标本显微镜观察　在低倍镜下寻找杆状蚴，应按一定顺序寻找，找到后移至视野中心换高倍镜观察。杆状蚴头端钝圆，尾部尖细，无鞘膜，具双球型咽管。

2. 广州管圆线虫第三期幼虫封片标本显微镜观察　将广州管圆线虫第三期幼虫封片置于低倍镜下，按顺序观察广州管圆线虫第三期幼虫结构。封片中可见第三期幼虫无色透明，体表被覆两层鞘膜。头端稍圆，尾端骤变尖细，可见排泄孔、肛孔与生殖原基。

【作业】

绘制粪类圆线虫第三期幼虫、广州管圆线虫第三期幼虫，并标注结构。

【复习思考题】

1. 简述粪类圆线虫的致病作用和病原学检查方法。
2. 简述广州管圆线虫的致病作用。

（方　强）

数字课程内容

⬇️实验 PPT　　　📝复习思考题答案

实验六
医学节肢动物学

一、蚊（mosquito）

【学习要求】

1. 掌握按蚊、库蚊和伊蚊三属成蚊的主要鉴别特征。
2. 熟悉蚊生活史各期的形态特征。
3. 了解我国主要传病蚊种及所传播的疾病。

【学习要点】

蚊属于完全变态昆虫，其生活史经历卵、幼虫（又称孑孓）、蛹和成虫 4 个阶段。蚊的前 3 个阶段均生活在水中，羽化为成蚊后才脱离水面。不同种属的蚊会选择不同类型的水环境进行孳生，可分为 5 种类型：田塘型、缓流型、丛林型、污水型和容器型。例如，按蚊多选择大型清水水体，包括田塘型、缓流型和丛林型；库蚊多选择污水水体，属污水型；伊蚊常以盛有清水的容器为其孳生地，属容器型。蚊按栖息习性可分为家栖、半家栖和野栖 3 种类型。雌蚊多选择在清晨、黄昏和夜晚吸血，雌蚊吸血习性因种而异。有些蚊种偏嗜人血，有些蚊种偏嗜动物血，偏嗜动物血的蚊也可兼吸人血。蚊不仅通过叮咬吸血对人体产生直接危害，而且可作为媒介传播疟疾、丝虫病、登革热、寨卡热和黄热病等多种传染病。我国主要的传病蚊种有中华按蚊（*Anopheles sinensis*）、嗜人按蚊（*Anopheles anthropophagus*）、微小按蚊（*Anopheles minimus*）、大劣按蚊（*Anopheles dirus*）、淡色库蚊（*Culex pipiens pallens*）、致倦库蚊（*Culex pipiens quinquefasciatus*）、三带喙库蚊（*Culex tritaeniorhynchus*）和白纹伊蚊（*Aedes albopictus*）。

【实验内容】

示教标本观察

1. 成蚊（针插标本） 成蚊大小因种而异，体长 1.6 ~ 12.6 mm，呈灰褐色、棕褐色或黑色，分头、胸、腹 3 部分，体表被有鳞片。头部呈半球形，有复眼、触角和触须各 1 对。触角位于口器两侧，分 15 节，其上着生轮毛，雄蚊轮毛长而密，雌蚊轮毛短而疏。头前下方有一针状的喙，雌蚊口器（喙）尖细，为刺吸式口器（图 2-67）。胸分为前胸、中胸、后胸 3 节，中胸最发达，有膜质翅 1 对，翅窄长；后胸的后翅已退化为 1 对平衡棒。每个胸节有细长的足 1 对。腹部分为 11 节，其中第 1 节不明显，第 2 ~ 8 节明显可见，最后 3 节形成外生殖器，雄蚊尾端有钳状的抱器，雌蚊尾端有尾须 1 对。

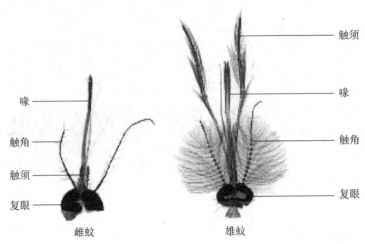

图 2-67　库蚊头部

　　2. 蚊卵（玻片标本）　形状因种而异，舟形、圆锥形或橄榄形，长为 0.5～1 mm，卵壳分内外两层，内层深黑色，外层透明。

　　3. 幼虫（玻片标本）　分头、胸、腹三部分，胸比头和腹要大，周身被有丛毛。

　　4. 蛹（玻片标本）　形似逗点状，分头胸部和腹部，头胸部背面有呼吸管 1 对。

　　注意事项：按蚊、库蚊和伊蚊三属蚊生活史各期形态差别较大，其主要形态学鉴别特征比较见表 2-4，图 2-68。

【作业】

　　比较按蚊、库蚊和伊蚊的主要形态学特征。

表 2-4　按蚊、库蚊和伊蚊生活史各期形态的主要鉴别特征

蚊名称	成蚊	卵	幼虫	蛹
按蚊	体型和颜色：中型，灰褐色 触须：与喙等长，雄蚊末端膨大呈棒状 翅：多有黑白斑 停落姿态：体与喙成直线，与停落面成锐角	舟形，有浮囊，分散成单个浮于水面	有气门无呼吸管，有掌状毛 静止时体与水面平行	灰褐色，呼吸管粗短，漏斗状，具深裂隙
库蚊	体型和颜色：中型，红棕或淡褐色 触须：雌蚊比喙短，雄蚊比喙长 翅：多无黑白斑 停落姿态：体与喙成钝角，与停落面平行	圆锥形，无浮囊，集结成筏浮于水面	呼吸管细长，无掌状毛，静止时头部朝下悬于水面	棕褐色，呼吸管细长，管状，无深裂隙
伊蚊	体型和颜色：中小型，黑色有白色斑纹 触须：雌蚊比喙短，雄蚊与喙等长 翅：无黑白斑 停落姿态：体与喙成角度，与停落面平行	橄榄形，无浮囊，分散成单个沉于水底	呼吸管短而粗，无掌状毛，静止时头部朝下悬于水面	黑色，呼吸管宽短，无深裂隙

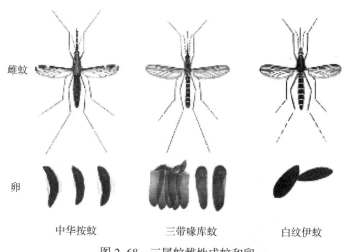

图 2-68 三属蚊雌性成蚊和卵

雌蚊 ... 卵

中华按蚊　　三带喙库蚊　　白纹伊蚊

【复习思考题】

1. 如何从形态特征上区别三属蚊的雌性成蚊？
2. 蚊的发育需经历哪几个阶段？

（刘文权）

二、蝇（fly）

【学习要求】

1. 掌握蝇生活史各期的形态特征。
2. 熟悉重要蝇类的蝇蛆形态特征和鉴别方法。
3. 熟悉蝇蛆病的危害及临床分型。

【学习要点】

蝇属于完全变态昆虫，其生活史经历卵、幼虫、蛹和成虫 4 个阶段。蝇的幼虫俗称蝇蛆，分为 3 个龄期。蝇蛆分为自由和寄生两类。营自由生活的蝇蛆多选择有机物质丰富的场所为其孳生地，依孳生地性质不同可分为粪便型、垃圾型、腐败的植物质型和腐败的动物质型 4 类。营寄生生活的蝇蛆根据其寄生特性分为专性寄生、兼性寄生和偶然寄生 3 类。成蝇的食性复杂，可分为吸血和非吸血两大类。其中吸血蝇类的口器为刺吸式，可通过叮刺吸血传播锥虫病和结膜吸吮线虫病，属于生物性传播。非吸血蝇类的口器为舐吸式，可通过体内外携带的方式传播扩散病原体，属于机械性传播。蝇蛆可寄生于人体或动物的组织或腔道内而引起蝇蛆病，临床上按蝇蛆的寄生部位不同分为眼蝇蛆病、皮肤蝇蛆病，口腔、耳、鼻咽蝇蛆病，胃肠蝇蛆病、泌尿生殖道蝇蛆病、创伤蝇蛆病等。蝇蛆病的诊断以从患处查获蝇蛆而确定。蝇蛆从其寄生部位向皮肤表面穿行，出口处先有疖样红肿，局部疼痛，破溃后可流出黏液包裹的蝇蛆和脓液。蝇种鉴定的主要依据是 3 龄幼虫后气门的形状、结构和 2 个后气门的间距。

我国的主要蝇种有家蝇（*Musca domestica*）、丝光绿蝇（*Lucilia sericata*）、大头金蝇（*Chrysomyia megacephala*）、巨尾阿丽蝇（*Aldrichina grahami*）、黑尾黑麻蝇

（*Helicophagella melanura*）、厩腐蝇（*Muscina stabulans*）和厩螫蝇（*Stomoxys calcitrans*）。

【实验内容】

（一）示教标本观察

1. 蝇（针刺标本）

（1）家蝇：体长 5 ~ 8 mm，灰褐色。胸部背面有 4 条黑色纵纹；翅第 4 纵脉末端向上急弯成折角，梢端与第 3 纵脉靠近；腹部橙黄色，并具有黑色纵条（图 2-69）。

（2）丝光绿蝇：体长 5 ~ 10 mm，呈绿色金属光泽，颊部银白色。胸背部鬃毛发达，腋瓣上无毛（图 2-69）。

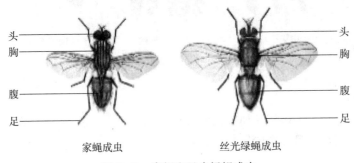

头		头
胸		胸
腹		腹
足		足

家蝇成虫   丝光绿蝇成虫

图 2-69　家蝇和丝光绿蝇成虫

2. 蝇蛆（浸制标本）　虫体呈圆柱形，前端尖细，后端钝齐；3 龄幼虫长 8 ~ 10 mm，乳白色或灰白色，无足，无眼；虫体分 14 节，假头节 1 节，胸节 3 节，腹节 10 节。

（二）实验操作

蝇蛆虫种的鉴定　从患病部位取出蝇蛆，切取虫体尾部，经 10% 氢氧化钾溶液煮沸消化后，用醋酸溶液中和，经清水洗涤后，依次用 70%、80%、90%、95%、100% 乙醇逐级脱水，二甲苯透明后封片。解剖镜镜检鉴定虫种。重点观察后气门，如后气门的外形和间距，气门环是否完整，纽孔的位置和发育程度，气门裂的形状、排列和位置等。

注意事项：如蝇蛆处于 1 龄期或 2 龄期，则须培养至 3 龄期幼虫才可作虫种鉴定。

【作业】

绘制家蝇生活史各期的形态图。

【复习思考题】

1. 非吸血蝇类的哪些特征和习性与其机械性传播病有关？

2. 简述蝇蛆病的临床类型及确诊方法。

（刘文权）

三、白蛉（sandfly）

【学习要求】

1. 熟悉白蛉成虫的形态特征。

2. 了解我国主要传病蛉种及所传播的疾病。

【学习要点】

白蛉属于完全变态昆虫,其生活史经历卵、幼虫、蛹和成虫4个阶段。白蛉卵呈棕褐色,长椭圆形,经1~2周孵出幼虫。幼虫白色,呈小毛虫状,分为4龄;以土壤中有机物为食,经3~4周化蛹。蛹不食不动,经1~2周羽化为成虫。根据白蛉成虫的栖息习性可以分为家栖、半家栖和野栖三种类型。白蛉的活动时间通常从黄昏到次日黎明。雌蛉吸血习性因种而异。有些蛉种以吸人及恒温动物血为主,有些蛉种以吸变温动物血为主。白蛉除了叮人吸血外,还传播利什曼病、白蛉热、巴尔通体病等多种传染病。我国的主要传病蛉种有中华白蛉指名亚种(*Phlebotomus chinensis chinensis*)和中华白蛉长管亚种(*Phlebotomus chinensis longiductus*)。

【实验内容】

示教标本观察

白蛉雌性成虫(针插标本):虫体分头、胸、腹三部分,胸背隆起呈驼背状;全身被有密集的细毛。体长1.5~4 mm,灰褐色。头部球形,其上有大而黑的复眼1对,触角1对,细长,呈鞭状;触须1对,向头下方弯曲;口器为刺吸式,喙比蚊喙粗短,约与头等长。胸分为前胸、中胸、后胸3节,中胸最发达,有翅1对,狭长,末端尖。后胸有平衡棒1对,3对足特别细长。腹部分为10节,第2~6节背面有细长的毛丛,是重要的分类特征;最后2节形成外生殖器,雄蛉尾端有抱握器,雌蛉尾端有尾须1对(图2-70)。

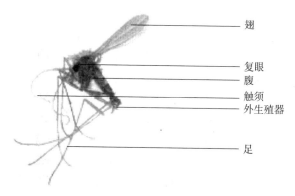

图2-70　中华白蛉成虫

【作业】

绘制白蛉成虫形态图。

【复习思考题】

白蛉能传播哪些疾病?

(刘文权)

四、蚤(flea)

【学习要求】

1. 掌握蚤成虫的形态特征。

2. 熟悉蚤的医学意义。

3. 了解蚤我国常见的几种蚤类。

【学习要点】

蚤属于完全变态昆虫，其生活史经历卵、幼虫、蛹和成虫4个阶段。卵椭圆形，暗黄色，在适宜的温度、湿度条件下，经3~7天孵出幼虫。幼虫分3龄，白色或淡黄色，在阴暗潮湿的条件下，经2~3周发育为成熟幼虫。成熟幼虫吐丝作茧，在茧中化蛹。茧呈黄白色。蛹期通常经1~2周发育为成虫，但有时可达1年，主要受温度和湿度影响。蚤成虫营寄生生活，其宿主为恒温动物，包括以啮齿目为主的哺乳动物及鸟类。雌潜蚤则钻入宿主皮下，营永久寄生生活；蚤吸取宿主的血液为食，耐饥力强，对宿主体温变化反应敏感。孳生地多为宿主的窝巢和活动场所。蚤对人体的危害除叮刺吸血外，还可作为媒介传播鼠疫、地方性斑疹伤寒等自然疫源性疾病。我国各鼠疫自然疫源地内发现自然感染的蚤类总共200余种或亚种，主要蚤种有印鼠客蚤（*Xenopsylla cheopis*）、致痒蚤（*Pulex irritans*）、方形黄鼠蚤（*Citellophilus tesquorum*）和猫栉首蚤（*Ctenocephalides felis*）等。潜蚤（*Tunga spp*）的雌蚤可寄生人体皮下，引起潜蚤病。潜蚤病的诊断是从皮损处肿块内查获虫体而确诊。

【实验内容】

示教标本观察

1. 成虫（玻片标本） 虫体两侧扁平，体长一般为3 mm左右，呈棕黄色或深褐色，无翅，分头、胸、腹三部分。体表有许多向后突生的鬃毛、刺，头部侧面观略呈三角形，头部前端腹面具有刺吸式口器，两侧有黑色单眼1对（盲蚤无），眼前方或下方有1根鬃毛称眼刚毛，触角1对分3节，位于眼后方的触角窝内，有的蚤类颊部具有梳状的棘刺称颊栉。胸部分前、中、后胸3节，每个胸节各有足1对，3对足粗壮，后足特别发达。腹部10节，雄蚤的第8~9节，雌蚤的第7~9节变形为外生殖器，第10节为肛节。雄蚤尾端较尖，外生殖器包括上抱器、下抱器各1对，雌蚤尾端钝圆，内含受精囊（图2-71）。

注意事项：眼的有无和眼刚毛的位置、颊栉及前胸栉的有无，雄蚤外生殖器的构造及雌蚤受精囊的形状等，均为蚤种分类鉴别的重要依据。

2. 卵（玻片标本） 椭圆形，大小约为0.5 mm×0.34 mm，白色，无盖，表面光滑。

3. 幼虫（玻片标本） 外形似蛆，体细长，灰白或灰黄色，无足无眼，咀嚼式口器。体分13节，各节均有长鬃。

4. 蛹（玻片标本） 乳白色，虫体已经具有头、胸、腹的雏形。蛹外有茧，茧外粘有尘土碎屑等。

【作业】

绘制致痒蚤雌成虫的形态图。

【复习思考题】

蚤能传播哪些传染病？

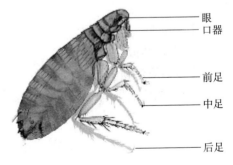

眼
口器
前足
中足
后足

图2-71 致痒蚤雌成虫

（刘文权）

五、虱（louse）

【学习要求】

1. 掌握人虱和耻阴虱成虫的形态特征及鉴别要点。

2. 了解虱卵的形态特征。

3. 熟悉虱的医学意义及病原学检查方法。

【学习要点】

虱属于不完全变态昆虫，其生活史经历卵、若虫和成虫3个阶段。虱是永久性寄生虫，其全部的发育过程均在宿主体表完成。寄生于人体的虱有人虱（*Pediculus humanus*）和耻阴虱（*Pthirus pubis*）2种，人虱又分为人头虱（*P.h.capitis*）和人体虱（*P.h.corporis*）2个亚种。人头虱多寄生于人头部有头发的部位，人体虱主要寄生于贴身内衣裤内面缝隙，耻阴虱则多寄生于阴毛处。虱卵俗称虮子，黏附于毛发或衣物纤维上。虱的若虫和成虫均叮刺人体吸血而导致直接损害，且边吸血边排粪便。人体虱还可以传播流行性斑疹伤寒、回归热、战壕热等疾病。以查获虫体或虫卵为确诊依据。

【实验内容】

（一）示教标本观察

1. 成虫（玻片标本）

（1）人虱：体形狭长，背腹扁平，呈灰黑色或灰白色。雌虱体长 2.4 ~ 4.4 mm，雄虱体长 2.0 ~ 3.5 mm。人体虱头部略呈菱形，头前端具有刺吸式口器，口器可伸缩，适于穿刺和吮吸。触角 1 对，分 5 节，眼 1 对位于头部两侧突出处。胸部 3 节融合，具有 3 对足，粗壮且大小相似，足跗节末端生一弯曲的爪，胫节末端内侧生一指状胫突，与爪相对，形成强有力的握器，适于紧抓毛发。腹部通常可见 7 节，雄虱腹部较狭小，末端钝圆，近似"V"形，有交合刺伸出；雌虱腹部末端分 2 叶，呈"W"形（图 2-72）。人头虱除体较小、较黑外，其他形态学特征与人体虱相似。

（2）耻阴虱：虫体粗短，形似蟹状。雌虱体长 1.5 ~ 2.0 mm，雄虱体长 0.8 ~ 1.2 mm。腹部宽略大于长。足 3 对，前足和爪均相对细小，中、后足胫节和爪明显粗大。腹部第 1 ~ 4 节愈合，第 5 ~ 8 节侧缘有圆锥形疣状突起，上着生刚毛（图 2-73）。

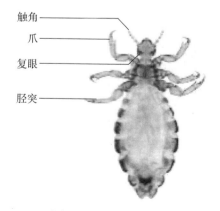

触角
爪
复眼
胫突

图 2-72 人体虱雌成虫

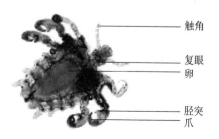

触角
复眼
卵
胫突
爪

图 2-73 耻阴虱雌成虫

（3）卵：呈长圆形，大小约为 0.8 mm × 0.3 mm，白色，略透明，一端有小盖，其上有微孔。卵壳上常有纹饰，多黏附于毛发或衣物纤维上。

（4）若虫：分 3 龄，形态基本与成虫相似，体较小，生殖器官未发育成熟。

（二）实验操作

从寄生部位检查到虱卵、若虫或成虫均可确诊。检查时应该着重从患者有皮疹和瘙痒处附近的毛发、体毛、内衣裤、阴毛、睫毛等上收集标本。成虫可根据形态特征而区分人体虱、人头虱或耻阴虱。

注意事项：对刚吸血后的虱，须饲养适当的时间，待胃血消化后再制作成标本，进行虫种鉴定。

【作业】

绘制虱卵图。

【复习思考题】

虱对人体有哪些危害？

（刘文权）

六、蜚蠊（cockroach）

【学习要求】

1. 熟悉蜚蠊生活史各期的形态特征。

2. 了解主要的蜚蠊虫种及医学意义。

【学习要点】

蜚蠊俗称蟑螂，为不完全变态昆虫，其生活史经历卵、若虫和成虫 3 个阶段。蜚蠊属杂食性昆虫，以人和动物的各种食物、排泄物、分泌物及垃圾为食；家栖种类喜栖息于室内温暖、潮湿、阴暗隐蔽而且靠近食物、水源的场所，多选择在夜间活动。蜚蠊主要通过机械性携带病原体而传播传染病，同时也是重要的变应原。我国主要的蜚蠊种有德国小蠊（*Blattella germanica*）（图 2-74）和美洲大蠊（*Periplaneta americana*）（图 2-75）等。

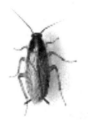

图 2-74　德国小蠊成虫

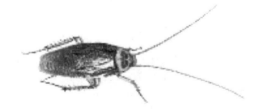

图 2-75　美洲大蠊成虫

【实验内容】

示教标本观察

1. 成虫（针插标本）　背腹扁平，椭圆形，大蠊属体长 20 ~ 40 mm，小蠊属体长 10 ~

14 mm；一般为褐色、红褐色、暗褐色或棕黄色，有些种类表面油光亮泽。虫体分头、胸、腹三部分。头部小，且向下弯曲；细长触角 1 对；口器咀嚼式。前胸背板宽大，其大小、形状、颜色、斑纹因种而异，翅 2 对，前翅革质，后翅膜质，3 对足发达。腹部分为 10 节。雄虫尾端有腹刺 1 对；雌虫尾端分叶状结构，能夹持卵鞘（见图 2-74）。

2. 卵鞘（瓶装标本） 暗褐色，形似钱夹，外鞘坚硬，卵成对排列于鞘内。

3. 若虫（针插标本） 体小，无翅，其他形态特点基本与成虫相似，生殖器官未发育成熟。

【复习思考题】

蜚蠊对人体的危害有哪些？

（刘文权）

七、蜱（tick）

【学习要求】

1. 熟悉蜱成虫的形态特征。

2. 熟悉硬蜱、软蜱的主要形态鉴别特征。

3. 了解我国主要传病蜱种及所传播的疾病。

【学习要点】

蜱的生活史经历卵、幼虫、若虫和成虫 4 个阶段，种类分为硬蜱和软蜱。硬蜱若虫只有 1 期；软蜱若虫通常 3～4 期，多者可达 5～8 期，因种或环境条件不同而异。蜱主要寄生于哺乳动物和鸟类的体表，某些种类可侵袭人体。蜱大多选择在宿主皮肤较薄、不易被搔抓的部位进行寄生。蜱类有更换宿主的现象，可依其更换宿主的次数而分为一宿主蜱、二宿主蜱、三宿主蜱和多宿主蜱 4 种类型。不同种类的蜱会选择不同的自然生态环境进行栖息和活动，如硬蜱多生活在森林、草原、灌木、洞穴、荒漠地带，软蜱多生活在荒漠、半荒漠地带的宿主巢穴中。硬蜱在其幼虫到成虫的发育阶段均需要吸血，一般白天侵袭宿主，吸血时间长，饱食后体重增加数十倍至百余倍；软蜱幼虫吸血 1 次，各龄若虫及某些种类成蜱吸血多次，一般夜晚侵袭宿主，吸血时间短，饱食后体重增加数倍。蜱除叮刺吸血引起炎症反应而造成蜱瘫痪外，还可传播多种人兽共患病，如森林脑炎、克里木 - 刚果出血热，北亚蜱传立克次体病、Q 热、莱姆病、蜱传回归热等。我国重要的传病蜱种有全沟硬蜱（*Ixodes persulcatus*）、草原革蜱（*Dermacentor nuttalli*）、亚东璃眼蜱（*Hyalomma asiaticum kozlovi*）和乳突钝缘蜱（*Ornithodoros papillipes*）等。

【实验内容】

示教标本观察

1. 硬蜱成虫（玻片标本） 虫体呈圆形或长圆形，未吸血时背腹扁平，体长 2～13 mm；吸血后身体膨大几倍至几十倍，外观似蚕豆或蓖麻籽。体表呈褐色、棕褐色或棕黄色，因种而异。虫体分颚体（假头）和躯体两部分。躯体椭圆形，表皮革质，背面具有甲壳质化盾板。雄蜱盾板覆盖整个背面，雌蜱盾板仅覆盖背面前端的一小部分。腹面有足 4 对。颚体位于躯体前端，由颚基、螯肢、口下板和须肢组成，螯肢 1 对呈杆状，由颚基背面正中央伸出，尖端有倒齿；口下板由颚基腹部伸出，上有左右对称的纵列逆齿；须肢

1 对，分 4 节（图 2-76）。

2. 软蜱成虫（玻片标本）　基本形态与硬蜱相似。椭圆形；棕褐色或土黄色；颚体位于躯体腹面前端，背面不可见；躯体体表皱纹状、颗粒状、疣突状或有盘状凹陷，背面无盾板（图 2-77）。

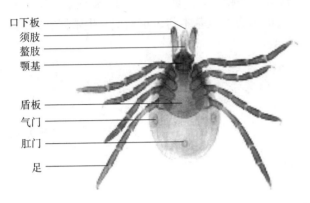

口下板
须肢
螯肢
颚基
盾板
气门
肛门
足

图 2-76　全沟硬蜱雌成虫

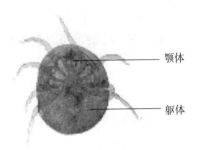

颚体
躯体

图 2-77　软蜱成虫

【复习思考题】

蜱对人体的危害有哪些?

（刘文权）

八、疥螨（itch mite）

【学习要求】

1. 掌握疥螨成虫的形态特征。

2. 熟悉疥螨的病原学检查方法。

3. 了解疥疮的临床症状。

【学习要点】

疥螨的生活史经历卵、幼虫、前若虫、后若虫和成虫 5 个阶段。疥螨是永久性寄生螨，寄生于人体的疥螨称为人疥螨（*Sarcoptes scabiei*）。人疥螨寄生于皮肤表皮角质层深处，挖掘 1 条与皮肤平行的蜿蜒隧道，疥螨以角质组织和淋巴液为食。疥螨对人体的危害是引起疥疮，多发于指间、手背、肘窝、腋窝、腹股沟和阴囊等皮肤薄嫩处；婴幼儿可波及全身。其临床症状是患处剧烈瘙痒，且夜间加剧。疥螨的感染方式主要是通过直接接触传播，也可以间接接触传染。疥螨的诊断以从皮肤患处查获虫体而确定。

【实验内容】

（一）示教标本观察

1. 成虫（玻片标本）　虫体近圆形或椭圆形，背面隆起，乳白色或淡黄色。雄螨体长 0.2 ~ 0.3 mm，雌螨长 0.3 ~ 0.5 mm。虫体分为颚体和躯体两部分。颚体短小，含螯肢和须肢各 1 对。螯肢呈钳形，尖端具有小齿；须肢粗短，分 3 节。体表遍布波状横纹，躯体背面有鳞片状皮棘及成对的杆状刚毛和长鬃。腹面有足 4 对，粗短呈圆锥状，分为前后 2

组，组间距离较大。前 2 对足跗节上有爪突，末端均有带长柄的吸垫。雌螨后 2 对足的末端各具有 1 根长鬃（图 2-78）；而雄螨的第 3 对足末端具长鬃，第 4 对足末端为带长柄的吸垫。

2. 卵（玻片标本） 呈长椭圆形，大小约 180 μm × 80 μm，乳白色，壳薄。

3. 幼虫（玻片标本） 形似成虫，大小为（120 ~ 160）μm × （100 ~ 150）μm；3 对足，前 2 对足末端有吸垫，后 1 对足末端各具长鬃。

4. 若虫（玻片标本） 形似成虫，前若虫长约 0.16 mm，后若虫长 0.22 ~ 0.25 mm，躯体腹面第 4 对足之间具有生殖毛 2 对，第 1 ~ 3 对足各有转节毛 1 根。

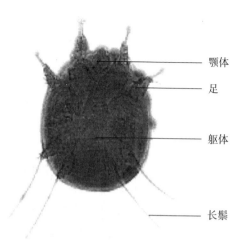

图 2-78 人疥螨雌成虫

（颚体、足、躯体、长鬃）

（二）实验操作

1. 材料 消毒矿物油、消毒的注射器针头或外科手术刀片、载玻片、盖玻片、酒精灯。

2. 操作方法

（1）刮片法：在未经抓破的皮肤丘疹处滴少许消毒的矿物油，用消毒的手术刀片平刮数下，直至油滴内出现小血点为度。如此连刮数个丘疹后，将刮取物合并移至载玻片上的油滴内，加盖玻片镜检。

（2）针挑法：用消毒的注射器针头沿隧道从外向内挑破皮肤直至隧道尽端。光亮处可挑出针尖大小灰白色疥螨，置于载玻片上，滴加矿物油，加盖玻片镜检。

（3）解剖镜镜检法：直接用解剖镜观察患者的指侧及掌腕等嫩薄皮肤的皮损处，查找疥螨隧道并观察其内的疥螨形态。

3. 注意事项

（1）镜下查见疥螨成虫或卵均可确诊。

（2）刮片法刮检的丘疹应是新出的未经搔抓的炎症丘疹。

（3）使用的注射器针头或外科手术刀均需在酒精灯火焰上消毒。

【作业】
描述疥螨的病原学检查方法。

【复习思考题】

1. 疥螨是如何寄生在人体的？

2. 疥疮的临床特征有哪些？

（刘文权）

九、蠕形螨（follicle mite）

【学习要求】

1. 掌握蠕形螨成虫的形态特征。

2. 熟悉蠕形螨的病原学检查方法。

【学习要点】

蠕形螨生活史经历卵、幼虫、前若虫、若虫和成虫 5 个阶段。蠕形螨是永久性寄生螨，多寄生于人体皮脂腺发达的部位，以面部为主。寄生于人体的蠕形螨包括毛囊蠕形螨（*Demodex folliculorum*）和皮脂蠕形螨（*Demodex brevis*）两种。毛囊蠕形螨常多个群居于毛囊，皮脂腺蠕形螨则多单个寄生于皮脂腺或毛囊内。蠕形螨是条件致病性螨，感染者一般无自觉症状。蠕形螨的感染方式主要是通过直接接触传播，也可以间接接触传染。蠕形螨的诊断以从毛囊或皮脂腺分泌物中查获虫体为依据。

【实验内容】

（一）示教标本观察

成虫（玻片标本）：虫体细长呈蠕虫状，乳白色，半透明，长 0.1 ~ 0.4 mm，雌螨比雄螨略大。虫体分为颚体和躯体两部分。颚体宽短呈梯形，具有针状螯肢 1 对，须肢 1 对分 3 节。躯体又分为足体和末体，足体腹面有足 4 对，粗短呈芽突状；末体体表有明显的环状横纹。毛囊蠕形螨较长，末体占躯体长度的 2/3 ~ 3/4，末端较钝圆（图 2-79）；皮脂蠕形螨较粗短，末体约占躯体长度的 1/2，末端略尖，呈锥状（图 2-80）。

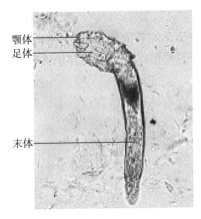

图 2-79　毛囊蠕形螨

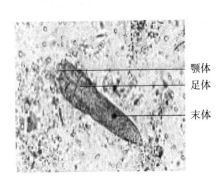

图 2-80　皮脂蠕形螨

（二）实验操作

1. 材料　甘油、消毒的弯镊子、载玻片、盖玻片、酒精灯、乙醇棉球、透明胶带纸。

2. 操作方法

（1）挤压涂片法：用拇指、示指挤压检查者鼻翼两侧或面部其他部位皮肤，然后用消毒的弯镊子将挤压出的皮脂腺分泌物挑至载玻片上，加 1 滴甘油，盖上盖玻片，轻压盖片让油脂摊开，静置 20 min 后镜检。

（2）透明胶带纸法：睡前洗净面部，将与载玻片等长的透明胶带纸粘贴在额、鼻尖、鼻沟、鼻翼等部位。次日清晨取下胶带纸覆盖在载玻片上，镜检。

3. 注意事项

（1）镜下查见蠕形螨即可确诊。

（2）挤压涂片法检查的丘疹应是新出的未经搔抓的炎症丘疹。

（3）滴加甘油后静置 20 min 再镜检，可使虫体更加清晰。

【作业】

描述蠕形螨的病原学检查方法。

【复习思考题】

如何区别毛囊蠕形螨和皮脂蠕形螨？

（刘文权）

十、其他螨类（mites）

【学习要求】

1. 熟悉恙螨、革螨、尘螨的形态特征。

2. 了解恙螨、革螨、尘螨的医学意义。

【学习要点】

恙螨生活史经历卵、前幼虫、幼虫、若蛹、若虫、成蛹和成虫 7 个阶段。革螨和尘螨生活史均经历卵、幼虫、第 1 若虫、第 2 若虫和成虫 5 个阶段。

恙螨仅幼虫营寄生生活，宿主范围广泛，一般寄生在宿主体表皮薄而湿润的部位；寄生性革螨多数寄生在宿主体表，少数寄生在宿主体内；尘螨营自由生活。恙螨多分布在温暖潮湿的地区，常以隐蔽、多鼠的草丛为孳生地，幼虫活动范围小，常聚集呈点状分布，称螨岛；寄生性革螨按寄生习性不同可分为巢栖型、毛栖型和腔道型；尘螨多生活在人居住场所和工作环境中。恙螨幼虫刺吸宿主，以分解的组织和淋巴液为食，一般饱食 1 次；革螨刺吸宿主，以血液和组织液为食，吸血多次；尘螨为碎屑食性，以人和动物皮屑、面粉等粉末性物质为食。

恙螨、革螨叮刺宿主均可引起皮炎，传播肾综合征出血热。恙螨、革螨还分别可传播恙虫病、立克次体痘等传染病。尘螨及其代谢产物是强烈的过敏原，可引起尘螨性过敏、过敏性鼻炎、哮喘、皮炎等外源性超敏反应性疾病。

我国重要的媒介恙螨有地里纤恙螨（*Leptotrombidium deliense*）、小盾纤恙螨（*Leptotrombidium scutellare*），革螨有格氏血厉螨（*Haemolaelaps glasgowi*）、柏氏禽刺螨（*Ornithonyssus bacoti*），尘螨有屋尘螨（*Dermatophagoides pteronyssinus*）、粉尘螨（*Dermatophagoides farinae*）、埋内宇尘螨（*Euroglyphus maynei*）等。

【实验内容】

示教标本观察

1. 恙螨幼虫（玻片标本）　椭圆形，体长 0.2 ~ 0.5 mm，红、橙、淡黄或乳白色。虫体分颚体和躯体两部分。颚体位于躯体前端，由螯肢、须肢各 1 对以及颚基组成，螯肢末端为弯刀状螯肢爪。躯体背面前部有盾板 1 块，形状有扁矩形、梯形、三角形、五角形、舌形等。盾板上有盾板毛 5 根，盾板中央有 1 对鞭丝状或棍棒状感器；绝大多数有红色、明显的眼 2 对，位于盾板两侧；盾板后方躯体上有横列的背毛。腹面有足 3 对。注意事项：盾板形状，盾板毛及感器的形状、位置，背毛排列的行数及数目等均因种而异，是恙螨虫种鉴别的主要形态学特征（图 2-81）。

2. 革螨成虫（玻片标本）　圆形或椭圆形，背腹扁平，体长 0.2 ~ 3 mm；黄色或褐色。

虫体分为颚体和躯体两部分。颚体位于躯体前端，由颚基以及螯肢、口下板、须肢各 1 对组成。躯体具有骨化的骨板，躯体背面有 1~2 块背板。雌螨腹面有胸板、生殖板、腹板和肛板等骨板，雄螨腹面的骨板则往往愈合为一块全腹板。腹面靠颚体后面正中有一叉形的胸叉，有足 4 对（图 2-82）。

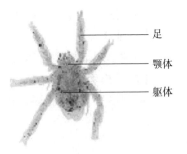

图 2-81 地里纤恙螨幼虫

3. 尘螨成虫（玻片标本） 椭圆形，体长 0.2~0.5 mm，乳白色；表面具细密波状皮纹。虫体分为颚体和躯体两部分。颚体位于躯体前端，钳状螯肢和须肢各 1 对。躯体背面前端有狭长的前盾板，雄螨背面后端有后盾板及 1 对臀板；躯体肩部有 1 对长鬃，尾端有 2 对长鬃；腹面有足 4 对，末端具有钟罩形吸盘（图 2-83）。

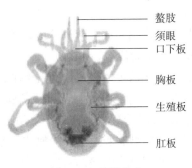

图 2-82 革螨雌虫

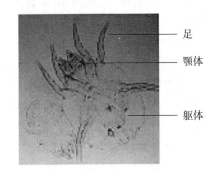

图 2-83 屋尘螨雌虫

【复习思考题】

恙螨、革螨和尘螨分别会对人体造成哪些危害？

（刘文权）

数字课程内容

⬇ 实验PPT　　　📝 复习思考题答案

第三部分
医学寄生虫学综合性实验

寄生原虫的病原学检查及分子生物学检测

一、肠道寄生原虫的粪便检查

【学习要求】

1. 掌握粪便直接涂片法、碘液染色法、浓聚法等检查方法的操作。
2. 掌握常见肠道原虫滋养体、包囊的形态及其鉴别。
3. 熟悉肠道机会致病原虫卵囊的形态和检查方法。
4. 了解常见肠道原虫的生活史与致病性。

【学习要点】

肠道寄生原虫分布范围广、种类多、动物宿主多样、具有人兽共患性及各地流行程度不一等特点。我国原虫寄生虫病流行情况数据有限，主要基于局部地区的零星调查。常见的肠道原虫主要包括隐孢子虫、蓝氏贾第鞭毛虫、环孢子虫、溶组织内阿米巴、微孢子虫以及芽囊原虫等。总体感染率呈现出农村高于城市，经济欠发达地区高于发达地区，儿童高于成年人，免疫功能抑制者高于免疫功能正常者，雨季高于旱季，夏秋季多发。大多数肠道原虫可经水或食物传播，是常见的水源性和食源性寄生虫。此外，这些肠道原虫有多种动物作为保虫宿主，且动物感染呈全国性分布，存在人兽共患传播的风险。

全球气候变化，增加了包括肠道原虫在内的水源性寄生虫病的暴发和流行风险。首先，全球变暖，使得干旱和洪涝灾害不断加剧，干旱时水源减少，水质下降，可能会出现人畜共饮等情况，增加动物源性寄生虫病感染的机会。洪涝时可能会引起下水道溢出，大量雨水会把农田、草地等处隐藏的寄生虫及各种动物粪便等带入饮用水的供应源头，导致饮用水质量的下降，增加水源性寄生虫感染风险及饮用水处理的成本。其次，全球变暖，海平面上升，可能对现有寄生虫的生存环境产生影响，进而影响其地理株、基因型或者毒力株的改变。因为不同虫株、不同地理株、基因型或亚型对宿主感染性、致病性存在差异。因此，在我国肠道原虫寄生虫感染和虫种分布尚未完全阐明的情况下，又增加了不同虫种/虫株致病力不同带来的挑战。

另外，受全球经济一体化、"一带一路"战略及旅游业等社会因素影响，国际交流、跨境旅游及国际贸易等越来越频繁，存在"旅游者腹泻"感染风险加剧的可能及新的肠道原虫寄生虫输入的风险。随着各地新型野生动物园、水上娱乐等项目的兴建及养殖场规模的不断扩大、宠物热的兴起等，均加速了肠道原虫感染的风险。这些均对我国尚未建立的原虫寄生虫病的防控和应急处置能力等提出了更加严峻的挑战。

粪便检查适用于虫体或虫卵能随粪便排出体外的寄生虫感染的诊断，是诊断寄生虫病的基本方法。通过学习常见肠道原虫粪便检查技术，可以提高学生的临床实践能力，评估学生对所学知识的掌握程度，加强学生的基础理论知识和技能操作的结合。

【实验内容】

（一）示教标本观察

1. 溶组织内阿米巴滋养体、包囊。

2. 蓝氏贾第鞭毛虫滋养体、包囊。

3. 隐孢子虫卵囊。

（二）实验操作

1. 实验器材及试剂

（1）器材：载玻片、盖玻片、竹签、三角烧瓶、玻璃纸、吸管、100 目尼龙网或金属筛网、试管、天平和显微镜等。

（2）试剂：生理盐水、碘、碘化钾、甲醛、甘油、硫酸锌、蔗糖、金胺 – 酚染色液、孔雀绿液、苯酚复红染色液、3% 盐酸乙醇、高锰酸钾液、甘油 – 孔雀绿溶液、乙醚、饱和盐水等。

2. 粪便常规检查方法

（1）生理盐水直接涂片法：检查肠道原虫滋养体和包囊。

生理盐水直接涂片法简便经济，是检查肠道原虫包囊和滋养体的常用方法。取一张干净载玻片，滴加一滴生理盐水，用牙签挑取米粒大小粪便置于生理盐水滴中搅拌均匀制成涂片，涂片厚度以能透过涂片看清书上字迹为宜。通常连续做 3 次涂片，以提高检出率。

1）滋养体检查：检查滋养体时，涂片应较薄，同时，为便于观察滋养体活动，常将涂片置 37℃保温台上保温处理。

2）包囊碘液染色检查：原虫包囊检查常使用碘液染色涂片法，方法同生理盐水直接涂片法，但以 1 滴碘液代替生理盐水。碘液配制方法，4 g 碘化钾和 2 g 碘溶于 100 mL 蒸馏水。

（2）浓聚法：检查粪便中原虫包囊，浓聚法主要包括沉淀法和浮聚法两大类。

1）沉淀法：该方法适用于检测相对密度比水大的原虫包囊，因这类原虫包囊的比重大，可沉积于水底，有助于提高检出率。常见的沉淀法包括自然沉淀法、离心沉淀法、汞碘醛离心沉淀法和醛醚沉淀法。

自然沉淀法：取粪便 20 ~ 30 g，加水成混悬液，经金属筛（40 ~ 60 孔）或 2、3 层湿纱布过滤，再加清水冲洗残渣；过滤粪液在容器中静置 25 min，倒去上液，重新加满清水，以后每隔 15 ~ 20 min 换水 1 次，共 3 ~ 4 次，直至上液清晰为止。最后倒去上液，取沉渣做涂片镜检。因原虫包囊相对密度比某些蠕虫卵小，所以，换水间隔时间宜延长至 6 h。

离心沉淀法：省时、省力，适用于临床检测。将滤去粗渣的粪液离心（1 500 ~ 2 000 r/min）1 ~ 2 min，倒去上层液，注入清水，再离心沉淀，如此反复沉淀 3 ~ 4 次，直至上层液澄清为止，最后倒去上层液，取沉渣镜检。

汞碘醛离心沉淀法：既可浓集，又可固定和染色，除了适用于原虫包囊、滋养体的检查，也可用于蠕虫卵和幼虫的检查。取粪便 1 g，加适量（约 10 mL）汞碘醛液，充分调匀，用 2 层脱脂纱布过滤，再加入乙醚 4 mL，摇 2 min，离心（2 000 r/min）1 ~ 2 min，即分成乙醚、粪渣、汞碘醛及沉淀物 4 层。吸弃上面 3 层，取沉渣镜检。检查时取汞醛液 2.35 mL 及 5% 卢戈液 0.15 mL 混合备用。汞醛液：1/1 000 硫柳汞酊，甲醛（40%）25 mL，甘油 50 mL，蒸馏水 200 mL。卢戈液：碘 5 g，碘化钾 10 g，蒸馏水 100 mL。

醛醚沉淀法：不仅浓集效果好，而且不损伤虫体的形态，易于观察和鉴定。取粪便 1 ~ 2 g 置于小容器内，加水 10 ~ 20 mL 调匀，将粪便混悬液经 2 层纱布（或 100 目金属筛网）过滤，离心（200 r/min）2 min；倒去上层粪液，保留沉渣，加水 10 mL 混匀，离心 2 min；倒去上层液，加 10% 甲醛 7 mL。5 min 后加乙醚 3 mL，塞紧管口并充分摇匀，取下管口塞，离心 2 min；即可见管内自上而下分为 4 层。取管底沉渣涂片镜检。

2）浮聚法：该方法利用相对密度较大的液体，使原虫包囊上浮，集中于液体表面。常用检查原虫的浮聚法有硫酸锌离心浮聚法和蔗糖溶液离心浮聚法。

硫酸锌离心浮聚法：此法适用于检查原虫包囊。取粪便约 1 g，加 10 ~ 15 倍的水，充分搅匀，按离心沉淀法过滤，反复离心 3 ~ 4 次，至水清为止，最后倒去上清液，在沉渣中加入比重为 1.18 的硫酸锌液（33% 的溶液），调匀后再加硫酸锌溶液至距管口约 1 cm 处，离心 1 min。用金属环粘取表面的粪液置于载玻片上，加碘液 1 滴（查包囊），镜检。取标本时，用金属环轻轻接触液面即可，切勿搅动。离心后应立即取标本镜检，若放置时间超过 1 h，会因包囊变形而影响观察效果。

蔗糖溶液离心浮聚法：此法适用于检查粪便中隐孢子虫的卵囊。取粪便约 5 g，加水 15 ~ 20 mL，以 260 目尼龙袋或 4 层纱布过滤。取滤液离心 5 ~ 10 min，吸弃上清液，加蔗糖溶液（蔗糖 500 g，蒸馏水 320 mL，苯酚 6.5 mL）再离心，然后如同饱和盐水浮聚法，取其表面液镜检（高倍或油镜）。卵囊透明无色，囊壁光滑，内含一小暗点和呈蛋黄色的子孢子。隐孢子虫的卵囊在漂浮液中浮力较大，常紧贴于盖片之下，因卵囊脱水后容易变形，影响辨认，故应立即镜检。也可用饱和硫酸锌溶液或饱和盐水替代蔗糖溶液。

（3）隐孢子虫卵囊染色检查：目前检测粪便中隐孢子虫卵囊常用的染色方法有金胺 – 酚染色法、改良抗酸染色法和金胺 – 酚改良抗酸染色法。新鲜粪便或经 10% 甲醛溶液固定保存（4℃，1 个月内）的含隐孢子虫卵囊粪便都可用以上三种方法染色。

1）金胺 – 酚染色法：

染液配制：详见附录二。

染色步骤：滴加 A 液于晾干的粪膜上，10 ~ 15 min 后水洗；滴加 B 液，1 min 后水洗；滴加 C 液，1 min 后水洗，待干；置荧光显微镜下检查。

低倍荧光镜下，可观察到卵囊呈现为发出乳白色荧光的圆形小亮点。高倍镜下卵囊为乳白色或略带绿色，卵囊壁为一薄层，多数卵囊周围深染，中央淡染，呈环状。核深染，结构偏位，有些卵囊全部为深染。有些标本可出现非特异性的荧光颗粒，应注意鉴别。

2）改良抗酸染色法：

染色液配制：详见附录二。

染色步骤：滴加 A 液于晾干的粪膜上，1.5 ~ 10 min 后水洗；滴加 B 液，1 ~ 10 min 后水洗；滴加 C 液，1 min 后水洗，待干；置显微镜下观察。

染色后，卵囊呈玫瑰红色，圆形或椭圆形，背景为绿色。如染色（1.5 min）和脱色（2 min）时间短，卵囊内子孢子边界不明显；如染色时间长（5～10 min），脱色时间需相应延长，子孢子边界明显。卵囊内子孢子均染为玫瑰红色，子孢子呈月牙形，共4个。其他非特异性颗粒则染成蓝黑色，容易与卵囊区分。

不具备荧光显微镜的实验室，亦可用本方法先染色，然后在光镜下过筛检查。如发现小红点再用油镜观察以提高检出速度和准确性。

3）金胺－酚改良抗酸染色法：先用金胺酚染色后，再用改良抗酸染色法复染。光学显微镜下观察，卵囊同抗酸染色法所见，但非特异性颗粒被染成蓝黑色，两者颜色截然不同，极易鉴别，使检出率和准确性大大提高。

【作业】

简述肠道原虫寄生虫感染粪便检查的注意事项。

【复习思考题】

1. 粪便中可查见哪几种阿米巴包囊？应如何鉴别？

2. 蓝氏贾第鞭毛虫包囊与溶组织内阿米巴包囊在形态上有何区别？

3. 隐孢子虫卵囊染色检查能否区分隐孢子虫种类？

二、血液及其他组织中原虫的检查

【学习要求】

1. 掌握血液原虫采集、检查方法及操作。

2. 熟悉疟原虫在染色标本中的形态特征。

3. 了解人体排泄物与分泌物、器官组织中原虫检查的常用方法。

【学习要点】

人体内的原虫除了寄生虫于肠道外，血液及其他组织中也存在原虫寄生虫，如疟原虫、杜氏利什曼原虫、锥虫、刚地弓形虫以及阴道毛滴虫等。这类寄生原虫对人体的危害往往比肠道原虫更加严重。本节主要学习人体血液、骨髓、痰液、脑脊液、十二指肠引流液、尿液、鞘膜积液、前列腺液、脓肿穿刺液、阴道分泌物及皮肤、肌肉等组织中寄生虫的检查方法，为寄生虫病的临床诊断提供参考。

【实验内容】

（一）示教标本观察

1. 疟原虫厚、薄血膜涂片标本。

2. 阴道毛滴虫滋养体。

3. 杜氏利什曼原虫前鞭毛体和无鞭毛体。

4. 锥虫锥鞭毛体。

5. 刚地弓形虫滋养体。

（二）实验操作

1. 实验器材及试剂

（1）实验器材：载玻片、盖玻片、采血针和显微镜等。

（2）实验试剂：75%乙醇棉球、甲醇、PBS缓冲液和吉姆萨或瑞特染液。

2. 血液及其他组织中原虫的检查

（1）血液中原虫检查：厚、薄血膜染色检查疟原虫。（详见实验二）

（2）脑脊液中原虫检查：脑脊液检测原虫可选用直接涂片或涂片染色镜检的方法，取抽出的脑脊液 2~3 mL，离心（2 000 r/min）5~10 min，取沉渣涂片镜检。可查见溶组织内阿米巴滋养体、弓形虫滋养体等。

（3）排泄物与分泌物中原虫检查

1）痰液：检查痰中溶组织内阿米巴滋养体，取新鲜痰液做涂片，应注意载玻片的保温。高倍镜观察，可见其伸出伪足并做定向运动。

2）十二指肠液和胆汁：用十二指肠引流管抽取十二指肠液及胆汁，以直接涂片法镜检；也可经离心浓集后，取沉渣镜检。可检查蓝氏贾第鞭毛虫滋养体。在急性阿米巴肝脓肿患者胆汁中偶可发现溶组织内阿米巴滋养体。

检查方法：可将十二指肠引流液滴于载玻片上，加盖片后直接镜检。为提高检出率，常将引流液加生理盐水稀释搅拌后，分装于离心管内，以 2 000 r/min，离心 5~10 min，吸取沉渣涂片镜检。如引流液过于黏稠，应先加 10% NaOH 消化后再离心。引流中的蓝氏贾第鞭毛虫滋养体常附着在黏液小块上，或虫体聚集成絮片状。

3）尿液：取尿液 3~5 mL，离心（2 000 r/min）3~5 min，后取沉渣镜检。但乳糜尿需加等量乙醚，用力振荡，使脂肪溶于乙醚，然后吸去脂肪层，离心，取沉渣镜检。尿液中可查见阴道毛滴虫滋养体等。

4）阴道分泌物：检查阴道毛滴虫。用消毒棉签在受检者阴道后穹隆、子宫颈及阴道壁上取分泌物，然后用生理盐水涂片镜检，可发现活动的虫体。天气寒冷时，应注意保温。

（4）其他器官组织原虫的检查

1）骨髓穿刺：主要检查杜氏利什曼原虫无鞭毛体。一般常做髂骨穿刺，视年龄大小，选用 17~20 号带有针芯的干燥无菌穿刺针，让患者侧卧，露出髂骨部位，从髂骨前上棘后约 1 cm 处刺入皮下，当针尖触及骨面时，再慢慢地钻入骨内 0.5~1.0 cm，即可拔出针芯，接 2 mL 干燥注射器，抽取骨髓液。取少许骨髓液做涂片，甲醇固定，同薄血膜染色法染色，油镜检查。

2）淋巴结穿刺：利什曼原虫检出率低于骨髓穿刺，但方法简便、安全。对于以往治疗过的患者，因其淋巴结内原虫消失较慢，故仍有一定价值。穿刺部位一般选腹股沟部，先将局部皮肤消毒，用左手拇指和食指捏住较大的淋巴结，右手用干燥无菌 6 号针头刺入淋巴结。稍待片刻，拔出针头，将针头内少量淋巴结组织液滴于载玻片上，做涂片染色检查。

3）皮肤及皮下组织活检：主要检查皮肤利什曼原虫。在皮肤上出现丘疹和结节等疑似皮肤型黑热病患者，可选择皮损较明显之处，做局部消毒，用干燥灭菌的注射器，刺破皮损处，抽取组织液做涂片；或用消毒的锋利小剪，从皮损表面剪取一小片皮肤组织，以切面做涂片；也可用无菌解剖刀切一小口，刮取皮肤组织做涂片。以上涂片均用瑞特或吉姆萨染液染色。如涂片未见原虫，可割取小丘疹或结节，固定后，做组织切片染色检查。

4）直肠黏膜活检：主要检查溶组织内阿米巴。用乙状结肠镜观察溃疡形状，自溃疡边缘或深层刮取溃疡组织置于载玻片上，加少量生理盐水，盖上盖片，轻轻压平，立即镜检。也可取出一小块病变黏膜组织，固定后切片染色镜检。

【作业】

简述肠外阿米巴病的主要病原学检查方法。

【复习思考题】

1. 间日疟原虫生活史包括哪些阶段？疟原虫的繁殖方式有几种？人是疟原虫的什么宿主？按蚊是什么宿主？

2. 如何以疟原虫生活史知识来解释疟疾的潜伏期、周期性寒热发作、复发和再燃？

3. 恶性疟原虫的病原检查应注意什么？

4. 阴道毛滴虫寄生于何处？有何危害性？是怎样传播的？

三、分子生物学检测

【学习要求】

掌握应用巢氏 PCR 检测技术检测相关致病原虫。

熟悉 PCR 诊断的实验原理。

了解 PCR 诊断技术的注意事项。

【学习要点】

分子生物学技术的发展，提高了获得疾病诊断新工具的能力。不断出现的新技术，应用于原虫寄生虫的检测，为其防控赢得了宝贵的时间、提供了新的策略。新近发展的分子生物学诊断技术主要包括核酸探针、聚合酶链反应、生物芯片技术及高通量检测技术。这些技术在原虫寄生虫病的诊断中显示了高度的敏感性和特异性的优势，不仅极大地提高了检出率，还有助于深入了解和研究这类寄生虫病的流行趋势、虫种分布情况、宿主特异性、分子遗传特点、基因变异规律和溯源。

1. 核酸探针技术　核酸探针是指用放射性核素、生物素、酶或其他半抗原标记的特定 DNA 或 RNA 片段。可将核酸探针分为基因组 DNA 探针、cDNA 探针、RNA 探针和人工合成的寡核苷酸探针等几类。在其与 DNA 样本杂交过程中，借助上述标记物可探查出特异性或差异性 DNA。双链 DNA 的变性和复性特征是本技术的基础。经加热，或在强酸、强碱作用下，双链 DNA 氢键被破坏，双链分离，变成单链（此即变性）；而当条件缓慢变为中性或温度下降（50℃左右）时，氢键恢复，分开的两股单链又重新合为互补的双链结构（此即复性）。核酸探针技术就是将样本 DNA 分子经上述条件处理后，使其变性为单链状态，固定在载体硝酸纤维膜上，再与经小分子标记的核酸探针单链分子混合，在一定条件下使它们互补杂交结合。将未杂交的成分洗脱后，标记物显色，即可观察结果。目前，核酸探针技术已用于几乎所有原虫，如疟原虫、隐孢子虫、蓝氏贾第鞭毛虫、刚地弓形虫等虫种的鉴定和相应疾病的诊断。

2. PCR 技术　PCR 是在引物介导下特异性扩增 DNA 的一种技术。它包括模板 DNA 受热变性解链（变性）、温度降低引物与模板 DNA 结合（退火）和引物延伸 3 个步骤的循环过程。其基本原理是在实验条件下，根据温度的变化控制 DNA 解链和退火（引物与模板 DNA 结合），在引物启动和 DNA 聚合酶催化下，合成二引物特定区域内的 DNA 链。上述"变性 – 退火 – 延伸"3 个连续步骤为一个循环。经过 20 ~ 30 个循环反应，可使引物特定区段的 DNA 量增加至少十万至百万倍。此外，PCR 具有特异性强、敏感性高、操作简便、快速、样品处理简单等优点。目前，PCR 技术用于寄生虫病的基因诊断、分子流行病学研究和种株鉴定分析等领域。且随着分子生物学技术的发展，各种 PCR 方法，如巢式 PCR、反转录 PCR（RT-PCR）、实时荧光定量 PCR（real-time quantitative PCR，qPCR）等，不断地被开发利用，已陆续成为隐孢子虫等原虫寄生虫检测、鉴定和基因型分析的重要技术。

3. 生物芯片技术　生物芯片技术包括基因芯片、组织芯片、蛋白质/蛋白芯片、DNA 芯片技术、液相芯片技术和微流控芯片等，这些生物芯片技术可同时检测不同的病原微生物，可应用于疾病筛查、普查及大规模的流行病学调查。在原虫诊断方面主要涉及的有 DNA 芯片和蛋白质芯片技术。

DNA 芯片：又称基因芯片，在寄生虫学领域，DNA 芯片技术主要用于病原体的诊断、检测和基因分型。它将集成电路、计算机、半导体、激光共聚焦扫描、荧光标记探针等技术结合为一体，使众多的寡核苷酸探针有规律地排列在硅片上（探针密度可达 $10^5/cm^2$），用其可与带有荧光标记的 DNA 样品杂交，再通过计算机分析荧光信号获得待测 DNA 样品的序列信息。DNA 芯片技术具有快速、高效、敏感、经济、自动化等特点，大大提高了基因探针的检测效率。在寄生虫病原检测方面，现虽已建立了检测隐孢子虫和蓝氏贾第鞭毛虫等肠道原虫寄生虫的基因芯片，且可区分微小隐孢子虫、鼠隐孢子虫和火鸡隐孢子虫，以及蓝氏贾第鞭毛虫 A、B 和 C 集聚体，但其相对于数量众多的水源性寄生虫（如隐孢子虫 42 个种，蓝氏贾第鞭毛虫 8 个集聚体等），其检测效率远远赶不上新虫种的发现。故其技术的优化、完善、检测病原种类和数量的增加等，尚需研究者不断研发。

蛋白质芯片：蛋白质芯片技术本质上就是利用蛋白质之间的相互作用，对样本中存在的特定蛋白质进行检测。是将位置及序列为已知的大量蛋白、多肽分子、酶、抗原、抗体以预先设计的方式固定在尼龙膜、硝酸纤维素膜、玻璃、聚丙烯酰胺凝胶等载体上组成密集的分子排列，当荧光、免疫金等标记的靶分子与芯片上的探针分子结合后，通过激光共聚焦扫描或光耦合元件对标记信号的强度进行检测，从而判断样本中靶分子的数量，以达到一次实验同时检测多种疾病或分析多种生物样本的目的。具有快速、高效、并行、高通量等特点，是蛋白质组研究的重要手段。目前蛋白芯片技术已经在疟疾以及弓形虫病的诊断中发挥重要作用。

4. 高通量检测技术　人类基因组测序计划（Human Genome Project，HGP）的启动，揭开了各种组学研究的序幕，并随着基因组等各种组学数据的增长，也使得多重 PCR（multiplex PCR）、基于多功能液相芯片分析系统（Luminex）以及下一代测序（next generation sequencing，NGS）等技术在疾病、微生物检测等方面广泛应用，目前这些技术也逐步应用于原虫领域。

多重 PCR 具有高效、经济、简便等特点，主要用于多种病原微生物的同时检测或鉴定某些病原微生物、某些遗传病及癌基因的分型鉴定。如 Mero 等建立了一种同时检测隐孢子虫、蓝氏贾第鞭毛虫和阿米巴的多重 PCR 方法，其灵敏度可检测至 0.1 ng/mL 贾第鞭毛虫 DNA，0.01 ng/mL 阿米巴 DNA 和 0.1 ng/mL 的隐孢子虫 DNA。Won 等建立了可同时检测隐孢子虫、蓝氏贾第鞭毛虫、阿米巴原虫等 8 种寄生虫的多重 PCR 方法，根据 DNA 提取后的回收率、分析灵敏度、特异性、重现性、交叉反应性和干扰特性对该扩增方法的实用性能特征进行评价，为检测肠道寄生虫提供了一个有效的诊断方法。

基于多功能液相芯片分析系统，可实现同时检测 15 种胃肠道病原体，包括细菌、病毒和寄生虫，寄生虫为隐孢子虫、蓝氏贾第鞭毛虫和溶组织内阿米巴这 3 种水源性寄生虫。此技术虽已有商品化的试剂盒，但成本昂贵，且随着病原体的变异或地理株的不同，不一定适宜于我国该类病原体的检测。另外，在此平台上，可增加不同的病原，实现更高通量的病原检测，故急需加强该技术的研发。

下一代测序技术以其快速、高分辨率、高通量等特点，在传染病防控、遗传性疾病早期筛查和诊断以及肿瘤早诊早治等领域发挥重要作用，已成为目前临床领域最具有应用前景的技术之一。可更加深入、全面地分析基因组、转录组及蛋白质相互作用组的数据和之间的关系，实现对病原的高效检测鉴定、SNP 位点分析、病原变异分析等。该技术目前也应用于水体、人体粪便中隐孢子虫高通量检测。

【实验内容】

巢氏 PCR 扩增隐孢子虫核糖体小亚基基因片段、引物详见表 7–1。

表 7–1　扩增隐孢子虫小亚基部分基因的 PCR 引物和目的片段

引物名称：序列（5′–3′）	目的片段（bp）
F1: TTCTAGAGCTAATACATGCG	1 325
R1: CCCATTTCCTTCGAAACAGGA	
F2: GGAAGGGTTGTATTTATTAGATAAAG	830
R2: GCA GAG GAA CCA GCA TC	

1. 实验操作

（1）粪便样本 DNA 提取：利用粪便 DNA 提取试剂盒（QIAamp DNA Stool Mini Kit）提取隐孢子虫阳性的人粪便基因组 DNA，具体步骤如下。

1）将 1.4 mL 的 ASL 缓冲液加入到上述盛有约 220 mg 粪便的 2 mL 离心管中，持续涡旋震荡 1 min 至粪便样本完全混匀。

2）将混匀后的粪便样本置于 95℃的金属浴中加热 5 min。

3）加热后将盛有样本的 2 mL 离心管取出，涡旋震荡 15 s，全速离心（14 000 r/min）1 min。

4）用 1 000 μL 移液枪吸取 1.2 mL 上清液置于新的 2 mL 离心管中，将药片加入到样本中，立即涡旋震荡 1 min，至药片完全悬浮，室温下放置 1 min 全速离心（14 000 r/min）3 min。

5）用 1 000 μL 移液枪吸取全部上清液置于新的 1.5 mL 离心管中，全速离心（14 000 r/min）3 min。

6）用 20 μL 移液枪将吸取的 15 μL 蛋白酶 K 置于 1.5 mL 离心管中。

7）用 1 000 μL 移液枪吸取 200 μL 上清液加入到包含有蛋白酶 K 的 1.5 mL 离心管中，加入 200 μL 的 AL 缓冲液，涡旋震荡 15 s。

8）将混合好的液体样本置于 70℃的金属浴中孵育 10 min。

9）10 min 后将液体样本取出，加入 200 μL 的乙醇（96～100%），涡旋震荡混匀。

10）将过滤柱进行编号，将第 9 步骤中的裂解液加入到过滤柱中，且将其放入到一个

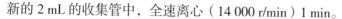

新的 2 mL 的收集管中，全速离心（14 000 r/min）1 min。

11）取出过滤柱，将过滤柱放入一个新的 2 mL 的收集管中，加入 500 μL 的 AW1 缓冲液，全速离心（14 000 r/min）1 min。

12）取出过滤柱，再次将过滤柱转移到新的 2 mL 的收集管中，加入 500μL 的 AW2 缓冲液，全速离心（14 000 r/min）3 min。

13）最后取出过滤柱，将其移至新的 1.5 mL 离心管中，直接加入 200 μL 的 AE 缓冲液，室温孵育 1 min，全速离心（14 000 r/min）2 min，洗脱 DNA。

（2）巢氏 PCR 方法扩增隐孢子虫小亚基部分基因

1）PCR 反应体系：反应体系为 25 μL，包括 2.5 μL 10×GeneAmp PCR Buffer，2 μL dNTP（1.25 mmol/L），各 0.5 μL 上下游引物（10 mol/L），0.5 μL TaqPCR 聚合酶（5 U/μL）及 2 μL DNA 模板，17 μL 灭菌双蒸水，设置阴性对照组（2 μL 灭菌双蒸水代替 μL DNA 模板），反应体系详见表 7-2。

表 7-2 PCR 方法扩增隐孢子虫小亚基部分基因的反应体系

试剂	体积（μL）
去离子水	17
dNTP（1.25 mM）	2
10×GeneAmp PCR Buffer	2.5
上游引物（10 μmol/L）	0.5
下游引物（10 μmol/L）	0.5
Taq（5 U/μL）	0.5
DNA 模板	2
总计	25

2）PCR 反应条件：巢氏 PCR 扩增的反应条件：第一次反应和第二次反应反应条件相同。均为：94℃预变性 5 min；然后 35 个循环（94℃，45 s；55℃，45 s；72℃，1 min）；最后 72℃延伸 10 min，反应条件详见表 7-3。

表 7-3 PCR 扩增隐孢子虫小亚基部分基因的反应条件（两轮反应相同）

步骤	温度	时间
预变性	94℃	3 min
35 个循环	95℃	30 s
	55℃	30 s
	72℃	90 s
延伸	72℃	7 min

（3）琼脂糖凝胶电泳：取 PCR 产物 5 μL 与 1 μL 6×Loading Buffer 溶液混合，用 1.5% 琼脂糖电泳检测 PCR 扩增的 DNA 片段，1×TAE 溶液中 100 V 电泳 30 min，经 Gel stain

染色 5 min 后在紫外灯下凝胶成像系统拍照检测。

2. 结果判定

（1）阳性：即见到相对分子质量约为 830 碱基对（bp）的特异性 DNA 条带。

（2）阴性：对照组无特异性 DNA 条带出现。

3. 注意事项

（1）操作时需要戴一次性手套，若不小心溅上反应液，应立即更换手套。

（2）使用一次性吸头，严禁与 PCR 产物分析室的吸头混用，吸头不要长时间暴露在空气中，避免气溶胶的污染。

（3）打开反应管前高速离心 2 s 收集液于管底，避免反应液飞溅。

（4）操作多份样本时，制备反应混合液，先将 10 × GeneAmp PCR Buffer、dNTP、上下游引物以及 TaqPCR 聚合酶混合好，然后分装，以减少操作避免污染。最后加入模板，加入后盖紧反应管。

【作业】

根据实验目的、内容、方法、结果和意义撰写实验报告。

【复习思考题】

1. 引起腹泻的寄生虫病原有哪些？各是如何感染的？

2. 检测水源性肠道原虫应该采用何种方法？

（赵　威）

数字课程内容

⬇ 实验 PPT　　✎ 复习思考题答案

刚地弓形虫感染动物模型的建立及保种

一、刚地弓形虫感染动物模型的建立

【学习要求】

1. 掌握建立弓形虫感染动物模型中的样本收集与接种两个关键环节。
2. 了解弓形虫感染动物模型的鉴定方法。
3. 掌握弓形虫生活史特点及在中间宿主体内的寄生部位。

【学习要点】

弓形虫是一种重要的人兽共患机会致病性寄生虫，可感染几乎所有温血动物的有核细胞。全球约有 1/3 人口为弓形虫隐性感染者。弓形虫具有复杂的生活史，但在中间宿主（包括人）体内只有速殖子和缓殖子两个阶段。

【实验内容】

（一）示教标本观察

1. 弓形虫速殖子（假包囊）与缓殖子（组织包囊）照片。
2. 弓形虫卵囊照片。

（二）实验操作

1. 标本收集

（1）速殖子和包囊的收集：对于临床患者或感染者，可采集血液、体液（如骨髓穿刺液、胸腔积液、腹水、脑积水、子宫渗出液、尿液等）与肿大的淋巴结组织。而对于感染的动物，除了上述标本外，还可取脑、肝、脾、肌肉、肠道等病变组织标本。对于体积较多的体液标本，可先通过离心沉淀（3 000 r/min，10 min）的方式富集虫体。而对于组织标本，应先用 10 倍体积的 0.25% 胰蛋白酶或胃蛋白酶于 37℃ 消化 2 h，过滤除去组织碎片后，3 000 r/min 离心 10 min，弃去上清消化液，沉淀用生理盐水洗涤 2 次后，置于 4℃ 冰箱中待用。

（2）卵囊的收集：将猫粪或胃肠内容物直接用 10 倍体积的蔗糖溶液混悬后用纱布过滤。过滤液用 1 000 r/min 离心 10 min，离心后吸取 0.5 mL 上层液，加入 5 mL 的 2% 硫酸溶液，室温振荡 3 ~ 7 天，以 3.3% 氢氧化钠、0.1% 酚红溶液中和后备用。

2. 动物接种　目前用于弓形虫感染动物模型最常用的动物就是小鼠，包括 ICR、昆明小鼠、BALB/c、C57BL/6 等。接种小鼠最大的优点就是方便、实用，且通过接种虫体的数量可以控制小鼠的发病及死亡时间。弓形虫经口、腹腔、皮肤、皮下、鼻腔、眼睛、颅内、血液及胎盘均可感染成功，但最常用的接种方式是经口灌饲和腹腔接种两种。

（1）经口灌饲：将上述收集的速殖子、包囊或卵囊悬液用专用的弯头灌胃针直接灌饲合适数量的虫体至小鼠胃内。溶液量一般不超过 0.5 mL。灌胃时，用 1 mL 的注射器针管连接灌胃针，抽取适量的虫体悬液。用左手抓紧小鼠颈、背部皮肤，固定小鼠头部。将灌胃针伸入小鼠口中，沿小鼠咽喉缓缓伸入（此时若遇较大阻力，应先退针再重新进针，以免因误入小鼠气管而致动物死亡），待灌胃针进入 4 cm 左右，将注射器中的虫株悬液缓慢注入小鼠胃中。抽出灌胃针后略停留几秒钟后再将小鼠放回笼中，以避免小鼠将刚灌入的液体呕出。

（2）腹腔接种：按上述方法抓紧、固定小鼠后，用乙醇棉球将小鼠腹部擦拭消毒，待乙醇略挥发后将制备的虫体悬液用 1 mL 注射器注入小鼠腹腔。注射位置以小鼠右下腹为宜。注意进针不宜过深，约 2 cm 即可，以免刺破肠道。注射量以 0.2 mL 为宜。

3. 动物饲养　对于感染后的小鼠常规饲养即可。但需注意，小鼠在弓形虫感染后几天会出现精神狂躁等症状，因此每笼小鼠数量不宜过多。不同鼠龄的小鼠对弓形虫敏感性不同，鼠龄越小越敏感。同时，虫体接种方式与接种量对小鼠发病时间也有影响，一般腹腔接种的小鼠最早发病，其次为灌胃、肌内和皮下接种。此外，虫体接种量越多，发病时间越早。最后，小鼠发病的时间也与虫株毒力有关。Ⅰ型株感染的小鼠发病时间最短，Ⅱ型株次之，Ⅲ型株则多呈隐性感染。小鼠若腹腔接种Ⅰ型株速殖子，多在 2~3 天即可发病（其他接种方式的小鼠发病时间略有推迟），在第 5~7 天开始出现死亡。若小鼠接种的是包囊，一般在 14 天左右会有约 50% 的小鼠出现死亡，而成活的小鼠在第 40 天则可在脑组织中查到明显的包囊。

4. 动物模型的鉴定

（1）病原学检测：对弓形虫速殖子可直接抽取腹水、血液或其他体液标本进行检测，其中又以腹水取材最为方便。检测弓形虫包囊则需采用病变组织（通常为脑组织和肌肉组织）制备组织悬液或组织切片进行观察。无论何种取材方式，所取标本一定要新鲜，以免时间过久致虫体死亡，从而出现假阴性结果。此外，所有标本不需采用冷冻的方式保存，若确需保存，可放置于 4℃ 冰箱，一般可放置 2 天，但仍需尽快检查。

1）直接涂片镜检法与染色法：由于弓形虫速殖子和包囊均具有典型的形态特征，因此，对于感染动物的体液标本、组织切片或组织匀浆液，均可先将标本直接置于载玻片上，再在标本上放置一块盖玻片后直接于显微镜下观察。观察时可先用 40× 的高倍镜查找，若找到形态典型的虫体结构，再用染色法进一步确定。染色法的具体操作为：将体液标本、组织匀浆液或组织切片涂抹于载玻片上，待标本干燥后用甲醇固定，再用吉姆萨或瑞特染色液进行染色后，于油镜下进行观察。除此之外，可以利用特异性抗弓形虫抗体（或直接以感染的小鼠血清作为一抗）进行间接免疫荧光试验（IFA），以提高检出率。

2）动物接种：对于高度怀疑弓形虫感染而又在初次检测中找不到虫体的，可重新进行动物接种。具体操作为：将已感染小鼠的肺、肝、淋巴结和脑组织等取出后剪碎，置入研磨管中，加入少许每毫升含 500~1 000 U 青霉素、0.5~1.0 mg 链霉素的生理盐水研磨混匀。将研磨后的组织混悬液直接接种于小鼠腹腔，待小鼠腹部肿胀后直接抽取腹水镜下观察速殖子虫体。若小鼠接种后 21 天仍不发病，可按上述方法取该感染小鼠的各组织器官制备组织悬液，再次通过盲传的方式重新感染正常小鼠。一般连续盲传 3 次（每次 21～30 天）仍不发病，同时病原学检查也为阴性，可以判定为阴性。但由于不同虫株毒力不同，有些弱毒株也可出现在盲传 3 代后再发病的情况。

（2）免疫学检测：可采用间接血凝试验（IHA）、酶联免疫吸附试验（ELISA）和免疫印迹（Western blot）试验检测感染动物的血清及体液或组织液标本中的弓形虫抗原或抗体。

（3）基因检测法：可采集动物的血液、组织液或组织标本，提取总 DNA，以弓形虫特异性 B1 基因或 529bp 基因片段作为靶基因，进行常规 PCR 检测。

（4）病理学检测：弓形虫感染动物在急性期可肉眼发现肺萎缩、出血和间质性水肿，呈现浆液性肺炎；淋巴结肿大、充血、出血或坏死；肝内有多处点状坏死灶。镜下多见局部坏死性肝炎和淋巴结炎、非化脓性脑膜炎、肺水肿及间质性肺炎等病理改变。

5. 弓形虫垂直传播动物模型

（1）选用动物：BALB/c 小鼠由于对弓形虫易感，常用于弓形虫垂直传播的动物模型。但其他小鼠也可作为实验对象。

（2）动物模型建立：将饲养于清洁级的 8～10 周龄、体重约 20 g 的处女鼠与雄鼠以 2∶1 的比例混入同一笼中进行交配，并于每日清晨观察雌鼠阴栓形成情况，以发现阴栓当天记录为妊娠成功的第 0 天。将受精鼠分别于妊娠成功后的第 6、8 和 10 天腹腔接种刚复苏的弓形虫速殖子，400 个/只。并于妊娠第 10、13 天，按 1 μg/100 g 体重的剂量于皮下注射己烯雌酚。处理后小鼠常规饲养 3 周左右。需要注意的是，雌鼠妊娠后感染弓形虫时间越早，感染剂量越多，流产率就越高。例如，雌鼠在妊娠后第 6 天接种弓形虫最易发生流产；而在第 10 天接种则流产率最低，但垂直传播率最高。因此，需要根据不同的实验目的选择不同的接种时间。此外，若接种的弓形虫速殖子已在体外培养了较长时间，其毒力会有所增加。这时，即使接种量较少，流产率也会较高。而采用刚复苏的虫体来建立弓形虫垂直传播小鼠模型，则可降低流产率，但垂直传播率也会略低。

（3）动物模型鉴定

1）孕鼠流产情况观察：将孕鼠实施安乐死后剪开腹部，观察子宫病变情况，若出现水肿、透明、无胎鼠，则视为流产鼠。

2）感染情况检测：将未流产孕鼠的胎鼠脑组织取出后匀浆，制成组织悬液。将匀浆液离心（1 500 r/min，10 min）后取上清进行间接 ELISA 或基因检测。其中间接 ELISA 实验步骤如下：将上清按 1∶1 比例与 ELISA 包被液混匀后，以 100 μL 包被酶标板，4℃冰箱包被过夜。第 2 天用洗涤液洗涤 3 次，5 min/次。弃去洗涤液后加入 200 μL 封闭液于 37℃水浴封闭 1 h，洗板。每孔加入适当稀释的兔抗弓形虫 P30 抗体 100 μL，于 37℃水浴孵育 1 h，洗板 3 次。最后加入适当稀释的辣根过氧化物酶（HRP）标记的羊抗鼠 IgG 二抗 100 μL，于 37℃水浴孵育 45 min，洗板 5 次。按 100 μL/孔加入底物显色液，避光显色 10～20 min。最后按 50 μL/孔加入终止液终止反应，于 490 nm 波长处用酶标仪检测 OD 值。

【作业】

简要描述弓形虫急性感染动物模型的建立及鉴定步骤。

【复习思考题】

1. 对于弓形虫感染动物模型而言，如果直接涂片法无法检测到病原体，是否可以直接判定动物模型构建失败？如果不是，还可以采用哪些有效的鉴别方法？

2. 常用于构建弓形虫动物感染模型的动物是什么？常用的接种方式是什么？

二、体液检查和活体组织检查技术

【学习要求】

1. 掌握弓形虫速殖子（假包囊）和缓殖子（组织包囊）的形态。

2. 掌握弓形虫病的病原学诊断方法。

3. 了解弓形虫病的免疫学诊断方法。

【学习要点】

病原学检查是确诊弓形虫病的依据。本部分主要学习弓形虫常见的病原学检查方法（如瑞特、吉姆萨与 0.01% 吖啶橙染色法等），为弓形虫病的临床确诊提供帮助。此外，由于弓形虫病病原学检查阳性率太低，免疫学方法仍然是弓形虫感染诊断与流行病学调查的主要手段。

【实验内容】

（一）示教标本观察

1. 体液标本中弓形虫速殖子（假包囊）的镜下观察。

2. 组织标本中弓形虫缓殖子（组织包囊）的镜下观察。

（二）实验操作

1. 标本采集与制作　对于弓形虫急性感染人群，可采取患者的血液、骨髓、脑脊液、胸腔积液、腹水、痰液、支气管肺泡灌洗液、眼房水、羊水等体液标本直接涂片或离心后取沉淀镜检，或通过染色后再进行病原学检测。而对于弓形虫慢性感染人群，由于宿主免疫功能正常，虫体常以缓殖子形式存活于组织包囊中。此时，应选取淋巴结、肌肉、肝、胎盘等活体组织进行切片后再进行病原学检测。

2. 病原学检查

（1）瑞特染色法

1）染料配制：取 500 mg 瑞特染料置于研钵中，加入 3 mL 甘油充分研磨直至无肉眼可见的颗粒。称量 97 mL 的甲醇溶液，少量多次加入已经充分研磨的研钵中，每次研磨后将溶液小心倒入棕色瓶中，如此多次将研钵中的残留染液冲洗干净，全部倒入瓶中，混匀后于阴暗处放置 1~2 周后过滤使用。

2）染色：将体液标本以适宜的厚度涂抹于载玻片，待其干燥后滴加数滴瑞特染液，3~5 min 后直接以流动水将载玻片上的染液冲洗干净，晾干后用油镜观察。速殖子呈新月形，胞质蓝色，核红色或紫红色。此法操作简便，常用于临床诊断。但需注意，由于染液中含有易挥发的甲醇，滴加染液的量应足够且需用流动水充分冲洗干净，否则染液残渣会附着于玻片上，影响结果观察。

（2）吉姆萨染色法

1）染料配制：称取吉姆萨染料 1 g 置于研钵中，将 50 mL 甘油分数次加入研钵中，将染料充分研磨后移入棕色瓶中。随后用 50 mL 甲醇分数次冲洗研钵中的染料残渣，并全部转入瓶中，盖紧盖塞并充分混匀，于室温放置。一般放置1周即可使用，但放置时间越长染料溶解越充分，染色效果亦越好。使用时将染液用PBS或生理盐水稀释10~20倍使用。

2）染色：按上述方法涂片、干燥后，滴加甲醇固定，而后直接滴加已稀释的吉姆萨染液染色。染色时间与温度有关。温度越高，染色时间则越短。一般室温需染30 min。也可直接在镜下观察染色情况。待染色完成后用流动的自来水洗去染液，晾干后油镜观察。其虫体形态和染色情况与瑞特染色类似。

（3）0.01%吖啶橙染色法

1）1%吖啶橙原液配制：将1 g吖啶橙溶于100 mL生理盐水中，配成1%的母液，4℃冰箱保存备用。使用时用PBS稀释成0.01%的工作液。

2）染色：涂片干燥后滴加甲醇固定15~30 min，再滴加稀释好的吖啶橙染液染色1~5 min，PBS清洗后以甘油封片，立即于荧光显微镜下以蓝色激发光激发，观察结果。由于吖啶橙是极灵敏的荧光染料，可同时染色细胞中的DNA和RNA而显示不同颜色的荧光。其激发光为492 nm，发射光则分别为530nm（DNA）、640nm（RNA）。在荧光显微镜下，用502 nm的蓝光激发下，虫体胞核呈亮绿色荧光（DNA），而核仁和胞质则呈橘红色荧光（RNA）。需要注意的是，吖啶橙阳离子还可结合在蛋白质、多糖和膜上而发荧光，但甲醇固定可阻止这种结合。因此为了避免出现非特异性荧光，固定这一步骤不能省略。

3. 免疫学检测

（1）弓形虫染色试验（dye test，DT）

1）试验原理：DT染色法试验是弓形虫诊断特有的免疫诊断技术，其原理为将活的弓形虫速殖子与未感染者血清混合，在37℃孵育1 h后，大多数虫体会失去其典型的新月形形态，而变为圆形或卵圆形，此时用碱性亚甲蓝染色时，虫体胞质会被深染。相反，将虫体与感染者血清、辅助因子补体混合后，由于感染者血清中存在特异性抗弓形虫抗体，可使虫体仍保持原有形态，且胞质也无法被碱性亚甲蓝所着色。

2）试验材料：①辅助因子（补体）：将未感染弓形虫的正常人血清与弓形虫速殖子混合，于37℃孵育1 h后，有90%以上虫体可被碱性亚甲蓝着色。该血清可分装后存于-20℃冰箱中备用。②虫株（抗原）准备：将从小鼠腹腔或体外细胞培养中取出的弓形虫速殖子用1 mL注射器反复抽吸三次裂解宿主细胞后，将虫株悬液用孔径为3 μm的滤膜过滤，以除去细胞碎片，收集纯化后的虫体，2 000 r/min离心10 min，沉淀再用生理盐水洗涤2次后用含补体（辅助因子）的血清稀释，调整虫体浓度为$1×10^4$个/mL，按100 μL/管分装。③碱性亚甲蓝溶液：称取亚甲蓝10 g，溶于100 mL 95%乙醇中，过滤保存。临用时，取3 mL亚甲蓝溶液与10 mL临时配制的PBS缓冲液（pH 11.0）混合后使用。④待检血清处理：将血清于56℃、30 min条件下灭活补体，4℃保存。

3）操作步骤：将待检血清用生理盐水倍比稀释后，取不同稀释倍数的待检血清各100 μL，分别加入含虫株（抗原）的试管中，于37℃孵育1 h。再按20 μL/管加入新鲜配制的碱性亚甲蓝染液继续孵育15 min，自每管取出1滴滴于玻片上镜检。

4）结果判定：计数100个虫体，统计不着色虫体的百分比，以使50%虫体不着色的最高血清稀释度确定为该待检血清的阳性效价。≥1：8为隐性感染，≥1：256为活动性感染，≥1：1 024为急性感染。若进行重复测定，第二次效价上升4倍以上则有确诊价值。若母亲与新生儿血清抗体效价均 ≥ 1 : 256，则是诊断先天性弓形虫感染的可靠依据。需要注意的是，初生婴儿抗体多来自母体，因此，若抗体检测阳性，应在 4 个月后重复检测，若仍为阳性方可确诊。

（2）其他免疫学检测方法：除了 DT，其他经典的免疫学方法也都可以用于弓形虫感染的诊断，如免疫印迹试验、ELISA、IFA、免疫组织化学试验等。

4. 基因检测　血清抗体检测对于免疫功能正常宿主的弓形虫感染诊断是可行的，但对于免疫功能低下或缺陷人群（如 AIDS 患者、器官移植者等），因其自身免疫功能低下，抗体效价低，血清抗体检测的灵敏度会显著下降。此时，PCR 检测可作为重要的辅助诊断方法。常用的靶基因为 B1 与 529 bp 基因片段。虽然 B1 基因的生物学功能还不清楚，但该基因是一类多拷贝基因（在弓形虫基因组中约有 35 个拷贝数），序列重复且高度保守，是弓形虫病检测最常用的靶基因之一。除了普通 PCR 技术外，实时荧光定量 PCR、环介导等温扩增技术（LAMP）、巢式 PCR 等基因检测技术均可用于弓形虫感染的辅助诊断。

【作业】
绘制弓形虫速殖子形态图。

【复习思考题】
1. 检测弓形虫血清抗体 IgG 与 IgM 分别有何意义？
2. 采用病原学检查方法诊断弓形虫病急性感染与慢性感染分别需要采集什么临床标本？

三、体外培养及保种

【学习要求】
1. 掌握弓形虫体外培养的步骤。
2. 熟悉弓形虫速殖子与缓殖子的保种。

【学习要点】
弓形虫感染动物模型的建立需要消耗大量的实验动物，不适合临床大规模开展，加之目前已有成熟的弓形虫速殖子体外培养模型，该方法更适合临床检验科。本部分主要学习弓形虫体外培养的步骤，了解虫体液氮保种的注意事项。

【实验内容】
（一）示教标本观察
1. 弓形虫速殖子在宿主细胞内和细胞外的镜下观察。
2. 弓形虫缓殖子（包囊）的镜下观察。

（二）实验操作
1. 弓形虫的保种
（1）动物接种：对于没有细胞培养条件的实验室，将弓形虫接种于小鼠体内进行保种仍然是一种理想的方法。但对于不同的毒力株，接种方法有所不同。

1）Ⅰ型强毒株保种：Ⅰ型强毒株由于复制能力强，可将虫株直接注入小鼠腹腔保种。具体操作为：首先，按上述动物模型中所描述的步骤将虫株注入健康小鼠腹腔，待受感染小鼠出现竖毛、行动迟缓、腹部肿胀等症状后，用 1 mL 注射器经腹腔注入 1 mL 无菌生理盐水，不要拔出针头，轻轻按摩小鼠腹部后再将注入腹腔的液体吸出，镜下证实有虫体后再将约 0.2 mL 腹水重新接种于另一只健康小鼠腹腔中保种。采用此方法保种，需要密切关注感染小鼠的状态并及时转种，同时若在镜下发现大量白细胞，接种量还要适当减少，否则被接种小鼠可能因急性炎症反应而在接种后立即死亡。实验证实，经小鼠体内连续传代 500 余次，虫株毒力与生物学特性并不发生改变。

2）Ⅱ型成囊株保种：由于Ⅱ型虫株可在宿主脑组织中形成包囊的特性，更适宜采用小鼠来进行保种。如果是体外培养的速殖子可经腹腔注射感染小鼠，如果是组织标本可采用经口灌饲的方法将组织匀浆液（内含弓形虫包囊）感染小鼠。以经口灌饲为例：收集受Ⅱ型株感染小鼠的脑组织，制备脑组织匀浆，用 PBS 定容至 1 mL。取 10 μL 组织匀浆液滴于载玻片上，加盖玻片后于高倍镜下计数包囊数量。随后按 20 个包囊 / 只经口感染健康小鼠。需注意，在感染第 10 ～ 15 天会有一部分感染小鼠死亡，此时应及时将死亡小鼠清理出笼。过了此时间仍存活的小鼠则可常规饲养，而弓形虫可一直在小鼠体内保种，直至小鼠死亡前才需再将虫体转种。转种方法同上。

（2）细胞培养传代保种：动物转化虽然方便，但需要消耗大量动物，同时需要饲养动物的场地，因此，有条件的实验室可采用体外细胞培养保种的方法传代。理论上来说，几乎所有有核细胞都可用于弓形虫培养，但考虑实验方便，目前实验室多选用一些容易培养的传代细胞，如人包皮成纤维细胞（HFF）、非洲绿猴肾细胞（Vero 细胞）、人宫颈癌细胞（HeLa 细胞）等。其中 HFF 由于细胞面积较大，增殖速度缓慢，而被广泛用于弓形虫速殖子体外培养中。

1）宿主细胞培养：将 HFF 接种于细胞培养瓶中，用含 10% 胎牛血清的 DMEM 细胞培养液置于二氧化碳培养箱中，于 37℃、5% CO_2 环境中常规培养。待细胞长满瓶底后，以胰酶消化，按 1∶2 或 1∶3 分瓶传代。

2）弓形虫速殖子培养：弃去细胞培养液。同时将从小鼠腹腔或其他来源收集的弓形虫速殖子于 2 000 r/min 离心 10 min 后，弃去上清，沉淀用含 1%（Ⅰ型强毒株）或 5%（Ⅱ型弱毒株）胎牛血清的 DMEM 培养液重悬后加入 HFF 中，于 37℃、5% CO_2 环境中常规培养。待虫体将 80% 以上的细胞裂解后，可直接将少许虫体悬液接种于新的 HFF 中。

3）弓形虫包囊培养：无菌取出弓形虫成囊株感染小鼠的脑组织，置于含 10% 胎牛血清的 DMEM 培养液中，研磨制成脑组织匀浆后用 18 号针头的注射器抽取匀浆液 3 次，于高倍镜下计数包囊数量。按每支培养瓶 50 个包囊的剂量将组织悬液加入细胞中，于 37℃、5%CO_2 环境中常规培养 3 天，3 天后换为含 5% 胎牛血清的 DMEM 培养液长期培养。接种弓形虫包囊后，一般在 6 h 会有虫体从包囊内释放出来，8 天后可在细胞内见到 1 ～ 4 个速殖子，20 天后每个囊内增殖为 16 ～ 32 个速殖子，40 天后可见假包囊，80 天后可见细胞外包囊，至 120 天后可见到速殖子、细胞内假包囊和细胞外包囊。为了控制速殖子分裂并保持包囊处于长期破裂状态，可在虫体培养液中按 100 U/mL 剂量加入 γ 干扰素。

细胞培养传代保种虽然容易快速获得虫体，也更容易控制虫体传代速度；但由于存在污染的风险，同时实验成本较高，并不推荐在普通实验室中采用。此外，HFF 细胞有代数限制，若细胞在体外传代次数过多，会因细胞状态变差而影响虫体增殖。

（3）鸡胚培养：取孵育了 10 ～ 12 天的鸡胚，仔细除去胚胎附近的卵壳（注意保持壳膜完整）。于气室中部钻一个小孔，用注射器针头将壳膜表面刺破一个小洞，但不要刺破下层的绒毛尿囊膜。将一滴无菌生理盐水滴于壳膜上，随后用洗耳球自气室小孔处向外缓慢吸气，使绒毛尿囊膜下凹以便与壳膜分离，从而形成接种区。用 1 mL 注射器将 0.1～0.2 mL 的弓形虫悬液滴于接种区的绒毛尿囊膜上，轻旋鸡胚使接种物扩散至整个绒毛尿囊膜。以消毒胶布将两个小孔封住，以接种区朝上置于 35～36℃培养数天。收取虫体时，用消毒镊子夹住绒毛尿囊膜，以消毒剪刀将膜全部分离后置于含有无菌生理盐水的培养皿中，继续传代培养。

2. 弓形虫的冻存与复苏

（1）冻存

1）小鼠腹腔虫体的冻存：在动物接种过程中，可将小鼠体内虫体取出进行冷冻保存。具体操作为：将弓形虫腹腔感染小鼠后，待小鼠发病后便立刻收集小鼠腹水（此时虫体的增殖能力最强，同时宿主炎症细胞也较少），随后直接加入终浓度为 10%（V/V）的二甲基亚砜（DMSO）溶液或 15%（V/V）的乙二醇溶液，混匀后按 0.5 mL/ 管分装至冻存管中，将冻存管置于异丙醇细胞冻存盒后放置于 –80℃冰箱 12～24 h，最后将冻存管放入液氮罐中长期保存。如果没有液氮罐，也可将冻存管直接放于 –80℃冰箱，但必须在 1 个月后重新复苏。此外，若要短期（1 周之内）保存速殖子，也可将冻存管置于 4℃冰箱保存。

2）细胞培养传代虫体的冻存：待 70%～80% 细胞被虫体裂解后，收集虫株悬液，离心后弃去上清，沉淀用 0.5 mL 虫株冻存液（含 10% DMSO、20% 胎牛血清的 DMEM 培养液）重悬后按上述方法程序降温，最后保存于液氮罐中。

（2）复苏：将冻存管从液氮罐中取出后迅速置于 40℃水浴中，快速晃动冻存管以加速解冻。将解冻后的虫体移到 15 mL 无菌离心管中，缓慢加入 5 mL 的 PBS，同时边加边混匀，并于 2 000 r/min 离心 10 min。弃去上清，虫体沉淀若要重新接种小鼠腹腔，可加 0.5 mL 的无菌生理盐水重悬后接种；若要接种细胞，则用 5 mL 虫体培养液重悬后接种。

【作业】

写出弓形虫速殖子体外培养与保种的步骤。

【复习思考题】

1. 弓形虫速殖子与缓殖子在体外培养中有哪些区别点？
2. 在液氮冻存弓形虫的过程中有哪些注意事项？

（谭　峰）

数字课程内容

⬇ 实验 PPT　　　　✍ 复习思考题答案

一、日本血吸虫感染动物模型的建立

【学习要求】

1. 掌握建立日本血吸虫感染动物模型的两个关键环节，即尾蚴从钉螺中逸出和经皮肤感染动物模型。

2. 了解日本血吸虫毛蚴入侵钉螺及在钉螺体内进行无性增殖的过程。

3. 掌握日本血吸虫生活史的特点。

【学习要点】

裂体吸虫成虫寄生于人及哺乳动物的静脉血管内，故又称为血吸虫。其中日本血吸虫主要分布于中国、日本及菲律宾等东南亚地区，且由于其产卵量比其他血吸虫多，故造成的危害也最大。与其他吸虫类似，日本血吸虫具有复杂的生活史，亦需要水环境，但不同的是其生活史中只有一个中间宿主：钉螺。本部分主要需要掌握日本血吸虫的生活史要点：了解毛蚴在水中孵出后是如何侵入钉螺，尾蚴从钉螺逸出后又是如何侵入终宿主的这一系列过程。

【实验内容】

（一）示教标本观察

1. 毛蚴扫描电镜照片（示教）。

2. 中间宿主湖北钉螺肉眼观察。

3. 尾蚴染色标本镜下观察以及活尾蚴观察。

（二）实验操作

1. 主要仪器设备及试剂

（1）主要仪器设备：培养箱、光学显微镜、光源（发热）、载玻片、盖玻片、接种环、镊子、计数器、酒精灯、烧杯、三角烧瓶（100 mL）、小鼠固定架、计时器。

（2）试剂：冷开水、聚维酮碘。

2. 实验内容

（1）阳性钉螺的制备

1）取重度感染（感染日本血吸虫尾蚴1 500条）42天后家兔肝，分离新鲜虫卵，按

常规方法孵化获得毛蚴，将钉螺置直径约 15 cm 平皿中，加入 250 mL 去氯水，按钉螺与毛蚴之比 1：20 投放毛蚴。在有光源的 25～28℃ 孵箱中，感染钉螺 4 天。

2）阳性螺的饲养：用 30 cm×40 cm×3.5 cm 的搪瓷盘，盘底铺 6 层草纸，保持潮湿，每盘放入已接种过日本血吸虫毛蚴的钉螺 1 000 只，上盖网罩以免钉螺外爬，每日洒水 2 次，保持潮湿，加少许浸泡后兔饲料和泥土于草纸上，定期检查，除去死螺，置 25～28℃ 培养箱中培养，7～10 天换洗一次培养盘。

（2）尾蚴的逸出与计数：将 10～20 只阳性钉螺放入三角烧瓶（100 mL）中，加去氯水至瓶口，为阻止钉螺外爬，将小块窗纱罩在烧瓶口处，用橡皮筋扎住瓶口。将三角烧瓶置于发热光源下，保持温度 20～25℃，2～3 h 后用接种环蘸取液面数滴水至解剖镜下观察，见尾蚴并计数。

（3）动物接种

1）固定小鼠：①先将小鼠的两前肢固定于鼠架上，再固定后肢。固定小鼠时，橡皮筋要松紧适宜，否则小鼠肢体容易缺血坏死。②用弯头剪刀紧贴小鼠腹部剪去腹部毛发，露出腹部皮肤，勿剪破皮肤，以防感染其他病原体。剪毛范围根据感染需求而定，一般 2 cm×2 cm 大小即可。③将 30 只小鼠随机分为 3 组，每组分别感染尾蚴 15 条、30 条和 60 条。用接种环挑取尾蚴，点在盖玻片上，在解剖镜下计数，依据实验计划感染相应的尾蚴数量，如尾蚴数量不够可再蘸取；如数量过多，可用烧热的解剖针烫死多余的尾蚴。

2）接种动物：①用棉签蘸取冷开水湿润小鼠腹部剪毛部位，将已经计数好尾蚴的盖玻片置于湿润的小鼠腹部，期间用小吸管从盖玻片边缘滴加冷开水保持湿润，敷贴 15 min，接种时间内应保持接种部位湿润，不使盖玻片脱落。②接种完毕取下盖玻片，集中放在盛有聚维酮碘的烧杯中，经开水烫杀后，放入利器盒中。

标记动物，按感染度进行分笼饲养。

（4）注意事项

1）严防实验室感染：接种环用酒精灯灼烧，盛有尾蚴的烧杯、三角烧瓶等容器用开水烫杀后，再做其他清洁工作。

2）手套：在脱橡胶手套时，应将污染面向内翻卷脱掉。

3）清洁：若含有尾蚴的水滴污染桌面或皮肤时，应立即擦干或用乙醇棉花擦洗。

【作业】

绘制日本血吸虫尾蚴形态图。

【复习思考题】

1. 从生活史过程比较日本血吸虫与其他吸虫的感染方式和感染途径有何不同？

2. 日本血吸虫生活史的主要环节是什么？防治和消除血吸虫病，应抓住哪些关键环节？

二、日本血吸虫感染的病原学检查技术

【学习要求】

1. 掌握日本血吸虫成虫和虫卵的形态。

2. 掌握日本血吸虫病的病原学诊断方法。

【学习要点】

病原学诊断是确诊血吸虫病的依据。本节主要学习日本血吸虫常见的病原学检查方法如水洗沉淀浓集法、毛蚴孵化法等，为血吸虫病的临床诊断提供方法保障。

【实验内容】

（一）示教标本观察

1. 日本血吸虫虫卵标本的镜下观察。

2. 成虫（雄虫和雌虫）以及雌雄合抱染色标本的镜下观察。

（二）实验操作

1. 水洗沉淀浓集法　自小鼠感染尾蚴 21 天后，开始收集每组小鼠的粪便，每天每组小鼠收集 10 g 粪便，用水洗沉淀浓集法检查虫卵。

（1）主要仪器设备与试剂

1）主要仪器设备：搪瓷杯、60 目铜丝网筛、量杯（1 000 mL）、吸管、载玻片、光学显微镜、培养箱。

2）试剂：冷开水。

（2）实验步骤

1）取收集的小鼠粪便 10 g，置于搪瓷杯内，加少量冷开水，用竹板充分调成糊状。

2）粪汁经 60 目铜丝网筛过滤于量杯内，并用冷开水冲洗粪渣至注满量杯。静置沉淀 30 min。

3）小心倒去上面的粪水，留下沉渣。

4）再加冷开水至满量杯，静置沉淀 20 min。

5）倒去上面的粪水，如此反复清洗数次，直至上面的水澄清为止。倒去上面的水，吸取沉渣涂片镜检，每份粪便样本重复涂片镜检 3 次。

6）如果经反复镜检后，结果均为阴性，还可使用毛蚴孵化法鉴定粪便中是否含有日本血吸虫虫卵。即将上述粪便沉渣倒入 250 mL 三角烧瓶中，加冷开水至近瓶口，置于 20~30℃的培养箱中进行毛蚴孵化。经 4~6 h 后经肉眼或放大镜观察结果。观察时，将瓶对测光，瓶后衬以黑纸，眼平视瓶颈部。如见水面下有白色点状物做直线来往游动，即是毛蚴。必要时也可用吸管将毛蚴吸出镜检。如无毛蚴，每隔 4~6 h（24 h 内）观察 1 次。

（3）注意事项

1）粪便的量与虫卵检出率有关。粪便过少或不新鲜，都可影响检出率。

2）孵化用水最好为放置过夜的冷开水。普通自来水含氯较高，影响毛蚴孵出，须经脱氯处理后才能使用。水的渗透压亦影响毛蚴的孵出，如在生理盐水中毛蚴孵出率降低到 10%~15%，而在 1.2% 的盐水中毛蚴无法孵化。

3）温度是毛蚴孵化的重要因素，最适宜的温度是 25~30℃。温度高孵出快，但存活时间短；温度低于 20℃ 则孵出减慢，甚至不孵出，所以冬天气温低，需要保持温度以保证毛蚴孵出。

4）毛蚴有趋光习性，在无灯光的温箱中，毛蚴都在瓶底活动，放置亮处则逐渐至水面活动，所以刚从无亮光的温箱取出须放置 30 min，再进行观察。

2. 日本血吸虫核酸检测法——环介导等温扩增（LAMP）法　针对靶基因的 6 个区

域，设计 4 种特异引物，利用一种链置换 DNA 聚合酶（Bst–DNA polymerase）在恒温（65℃左右）中作用 1～1.5 h，即可完成核酸扩增反应。该法具有高度敏感性和特异性，反应结果可直接进行肉眼判断，不需长时间的温度循环，较普通 PCR 法结果观察更加方便。

（1）LAMP 反应体系：内容详见表 3-9-1。

表 3-9-1　LAMP 反应体系

试剂	体积（μL）
10 × Bst–DNA polymerase Buffer	2.5
Bst–DNA polymerase（8 000 U/mL）	1.0
MgSO$_4$（50 mmol/L）	3.0
dNTP（10 mmol/L）	3.5
F3（20 μmol/L）	0.25
B3（20 μmol/L）	0.25
FIP（20 μmol/L）	2.0
BIP（20 μmol/L）	2.0
ddH$_2$O	6.5
DNA 模板	4.0
总体积	25

（2）LAMP 反应条件：65℃水浴 60 min。

（3）LAMP 引物序列：内容详见表 3-9-2。

表 3-9-2　LAMP 引物序列

引物	序列 5′–3′
SjRF3	GCCGGTTCCTTATTTTCACAAGG
SjRB3	CTAACATAATTTTATCGCCTTGCG
SjR2FIP	CTACGACTCTAGAATCCCGCTCCGCGAATGACTGTGCTTGGATC
SjR2BIP	CCTACTTGATATAACGTTCGAACGTATTGGTTTGAGTTCACGAAACGT

（4）酚氯仿法抽提血清中 DNA 模板的过程

1）取 200 μL 血清加入 1.5 mL EP 管中，再加入 400 μL 血清提取缓冲液和 20 μL 蛋白酶 K（20 mg/mL），55℃水浴 20 min。

2）取出 37℃恒温过夜。

3）12 000 r/min 离心 1 min，加入等体积的酚氯仿异戊醇（25∶24∶1），剧烈震荡混匀，12 000 r/min 离心 10 min。

4）取 580 μL 上清液于新的 EP 管中，再加入等体积的酚氯仿异戊醇，剧烈震荡混匀，12 000 r/min 离心 10 min。

5）取 520 μL 上清液于新的 EP 管中，再加入等体积的氯仿异戊醇，剧烈震荡混匀，12 000 r/min 离心 10 min。

6）取 400 μL 上清液于新的 EP 管中，再加入 40 μL（10∶1）3 mol/L 醋酸钠，再加入 880 μL 冰冻无水乙醇（2∶1），–20℃沉淀 40 min。

7）12 000 r/min 离心 15 min，弃上清，每管加入 1 mL 75% 乙醇，在摇床上沉淀 30 min。

8）12 000 r/min 离心 15 min，弃上清，37℃干燥烘干，加入 25 μL TE 缓冲液溶解即为 DNA 模板，4℃保存待用。

（5）LAMP 扩增产物的观察：在反应结束后，向 LAMP 扩增产物中加入 5 μL 1∶50 稀释 SYBR Green Ⅰ，通过颜色改变来判断阳性结果。

【作业】

绘制日本血吸虫虫卵形态图。

【复习思考题】

1. 日本血吸虫成虫寄生在肠系膜静脉系统里，为什么能用粪便检查法来诊断？粪便检查是否能确诊所有的病例？

2. 区别血吸虫的死卵和活卵有何意义？

三、日本血吸虫感染的免疫学检查技术

【学习要求】

熟悉日本血吸虫免疫学诊断方法和意义。

【学习要点】

病原学诊断是确诊血吸虫病的依据，但对于轻度感染和晚期病人，由于粪便中虫卵数少，病原学检查常常出现漏检，因此免疫学诊断方法常用于临床辅助诊断和流行病学调查。本部分主要学习日本血吸虫常见的免疫学检查方法如酶联免疫吸附试验（ELISA）、间接血凝试验（IHA）等，为血吸虫病的临床辅助诊断提供方法保障。

【实验内容】

（一）示教标本观察

1. 日本血吸虫虫卵标本的镜下观察。

2. 成虫（雄虫和雌虫）及雌雄合抱染色标本的镜下观察。

（二）实验操作

自小鼠感染 21 天后，每天每组每只小鼠经眼眶内眦取血。感染 42 天时，经腹腔麻醉后，颈椎脱臼处死小鼠，解剖并暴露小鼠心尖，经右心室取血。收集血液于 37℃温箱中放置 1 h，2 000 r/min 离心 10 min 收集血清。分别用酶联免疫吸附试验和间接血凝试验进行检测。

1. 酶联免疫吸附试验（ELISA）

（1）基本原理：在固相载体上包被日本血吸虫可溶性虫卵抗原，当受检血清中的特异性抗体与载体上抗原相结合后，形成抗原抗体复合物。然后加入含辣根过氧化物酶的二抗，使其与抗原抗体复合物相结合。经洗涤后，加入底物进行显色反应，如底物遇到酶后，由于酶的催化作用，使无色的底物呈现黄色，即为阳性反应，否则为阴性反应。

采用日本血吸虫可溶性虫卵抗原（SEA）包被反应孔，4℃过夜后，洗板3～4次，然后使用1%胎牛血清室温封闭1 h，洗板3～4次，反应孔内抗原包被过程即完成。

（2）操作程序

1）样本稀释：用样本稀释液将待测血清按1：100稀释，即5 μL血清加500 μL样本稀释液，充分混匀。阴、阳及临界对照每支加入300 μL蒸馏水复溶，充分溶解；复溶后的对照直接加样，不用再稀释。

2）加样反应：样本检测孔每孔分别加已稀释样本血清100 μL。同时设阴性、临界、阳性及空白对照各一孔，取阴性、临界、阳性对照各100 μL分别加入反应孔内，空白对照仅加入100 μL样本稀释液。37℃避光反应30 min后甩去孔内液体，每孔加洗涤液，静置30 s后甩去，再直接用洗涤液洗板4遍，每次均需静置30 s，最后一次甩去拍干。

3）加酶反应：除空白对照外其余每孔加酶结合物100 μL，37℃避光反应30 min后甩去孔内液体，如上洗涤，拍干。

4）显色反应：每孔加底物50 μL，混匀，37℃下避光显色10 min。加终止液50 μL，混匀，终止反应（加终止液后蓝色变为黄色）。

5）结果判断：以空白对照调零用酶标仪于450 nm（620 nm作参比波长）读取OD值，待检测OD值大于阴性对照2.1倍者为阳性。当阴性对照OD值低于0.05时按0.05计算。

2. 间接血凝试验（IHA）

（1）基本原理：将可溶性血吸虫虫卵抗原吸附于红细胞载体上，制成致敏红细胞。致敏红细胞表面吸附的抗原与受检血清中特异性抗体相结合后，红细胞也被动地凝集起来，形成肉眼可见的凝集反应，这种反应即为阳性反应。本实验所使用的致敏红细胞为SEA致敏的人O型红细胞。

（2）操作程序

1）配置致敏红细胞悬液。取冻干致敏红细胞1支，每支加用致敏红细胞稀释液1 mL，充分混匀。

2）血凝板的第1列第1孔加标本稀释液100 μL，第2～4孔加标本稀释液25 μL。于第1孔加25 μL待测血清，充分混匀后吸出25 μL于第2孔，第2孔充分混匀后依次倍比稀释至第4孔，在第4孔混匀后弃去多余的25 μL，然后在第1孔吸取75 μL弃去，第1～4孔血清稀释度分别为1：5，1：10，1：20和1：40。第1～4孔每孔加致敏红细胞悬液25 μL，震摇1～2 min，置37℃ 30 min后观察结果。

3）每次试验均应设置阴性、阳性对照。

4）结果判断。本实验阳性对照出现凝集反应，阴性对照不出现凝集反应，结果方可成立。根据红细胞凝集程度以"−""+""++""+++"记录结果，以产生"+"凝集血清最高稀释度作为血清的效价，以效价≥1：10作为阳性判断标准。血凝反应强度的判断如下（图3-1）。

−：红细胞全部下沉在孔底，形成肉眼可见紧密、边缘光滑的小圆点。

+：多数红细胞下沉在孔底形成圆点，周围可见少量凝集红细胞。

++：孔底中心可见少量红细胞下沉的小圆点，多数凝集红细胞在孔底周围形成小薄层。

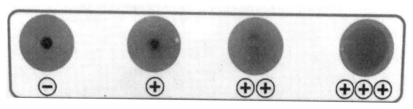

图 3-1　间接血凝试验凝集反应强度判断图

+++：红细胞形成薄层凝集，布满整个孔底。

3. 注意事项

（1）在开始实验前先将试剂取出，平衡至室温后摇匀使用。

（2）ELISA 洗板时要避免交叉污染。

（3）稀释致敏红细胞时要缓慢加入稀释液，避免出现气泡，以避免由气泡破裂的剪切力造成溶血。稀释样品和添加致敏红细胞过程中亦要避免产生大量气泡。

（4）操作开始时首先观察血凝板是否洁净，如不洁净会影响凝集效果，进而影响结果判断。

（5）每次实验每块板上都必须设计阳性对照、阴性对照和空白对照，以便于后续结果分析。

【作业】

写出 ELISA 与 IHA 法检测日本血吸虫感染的实验报告。

【复习思考题】

1. 在日本血吸虫感染率和感染度日趋下降的情况下，诊断日本血吸虫病，应如何选用适宜的诊断方法？

2. 试述日本血吸虫病的主要诊断方法及其优缺点。

四、日本血吸虫感染动物模型的解剖观察

【学习要求】

1. 熟悉实验动物的基本操作技能如颈椎脱臼及空气栓塞法处死动物。

2. 掌握日本血吸虫感染动物病理标本的典型形态特点。

【学习要点】

血吸虫病是一种免疫学疾病。虫卵又是其致病的最主要因素。大量活卵沉积在组织中，其中成熟毛蚴分泌的可溶性虫卵抗原诱发的虫卵肉芽肿及随之发生的纤维化是血吸虫病的主要病理变化。本部分通过对血吸虫感染动物模型的解剖观察，力求使学生了解虫卵致病的机制及血吸虫病临床表现的特征。

【实验内容】

（一）示教标本观察

1. 日本血吸虫病肝硬化病理标本（图片示教）。

2. 血吸虫病肝组织切片标本（图片示教）。

3. 血吸虫成虫寄生在肠系膜的病理标本（图片示教）。

4. 晚期血吸虫病人照片（图片示教）。

（二）实验操作

1. 主要仪器设备和试剂

（1）主要仪器设备：解剖小鼠用的手术器械，如眼科剪、弯头镊等，载玻片，光学显微镜，Ep 管，1 mL 注射器，离心机，恒流泵。

（2）试剂：生理盐水、水合氯醛。

2. 实验步骤

（1）小鼠感染 42 天后，经腹腔注射水合氯醛麻醉小鼠后，颈椎脱臼处死小鼠，将小鼠固定在鼠板上，应用镊子和剪刀打开小鼠腹腔，此时可见小鼠肝大，布满粟粒样结节。脾大明显，颜色明显变深。

（2）向上剪开小鼠膈肌，暴露心尖部位，将 1 mL 注射器插入小鼠右心室缓慢取血，取血量可达 500 μL，将取出血液移至 Ep 管中，37℃放置 1 h，2 000 r/min 离心 10 min，取血清供免疫学检测用。

（3）取血完毕后，沿着肝暴露肝门静脉，此时可见门静脉中寄生的成虫，沿门静脉向下继续查找，可发现移行至肠系膜静脉系统寄生的成虫，在此处寄生成虫多为雌雄合抱虫体。

（4）用针尖在肝门静脉处划一小口，将针尖扎入左心室，打开恒流泵进行肝门静脉灌注，至灌注液生理盐水变得清亮时，停止灌注，收集冲出的虫体并计数。同时，再次检查肠系膜静脉中是否有虫体存在，确保虫体计数准确。

（5）将肝取下，用生理盐水冲洗干净，钳取米粒大小的肝组织（或肠组织、肺组织）一块，用生理盐水冲洗后，放在两个载玻片间，轻轻压平，镜检。取下的肝组织亦可用石蜡包埋，切片作 HE 染色，镜下观察可见虫卵肉芽肿（图 3-2）。

（6）HE 染色步骤如下

1）固定：肝组织置于 4% 甲醛 PBS 固定 48 h 后，细缓流自来水冲洗至少 2 h。

2）脱水、浸蜡：95% 乙醇（Ⅰ）2 h→95% 乙醇（Ⅱ）2 h→无水乙醇（Ⅰ）1 h→无水乙醇（Ⅱ）1 h→无水乙醇（Ⅲ）1 h→二甲苯（Ⅰ）30 min→二甲苯（Ⅱ）30 min→二甲苯（Ⅲ）30 min→浸蜡 2 h。

3）包埋：65℃石蜡包埋，在冷冻台上固定，室温或 4℃保存。

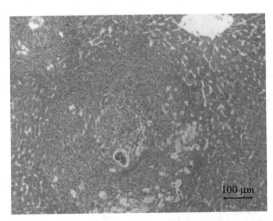

图 3-2　日本血吸虫感染小鼠肝虫卵肉芽肿（HE 染色）

4）切片、捞片、展片、烘片：轮转式切片机连续超薄切片（2 μm），于 55℃在展片机水槽中展片，用弯头镊把组织切片捞至载玻片上，置切片架上干燥。

5）肝组织切片放入 55℃烘箱 2 h。

6）脱蜡、水化：二甲苯（Ⅰ）×5 min→二甲苯（Ⅱ）×5 min→二甲苯（Ⅲ）×5 min→无水乙醇（Ⅰ）×1 min→无水乙醇（Ⅱ）×1 min→无水乙醇（Ⅲ）×1 min→梯度脱水 95%、90%、85%、80% 和 70% 乙醇，每次 1 min→水洗 10 min。

7）染色：苏木素染液染色 3~5 min，水洗 5~10 min；1% 盐酸水溶液分化 5~10 s（切片由蓝变红）自来水洗反蓝 15~30 min；1% 伊红染液染色 20 s。

8）脱水透明：80%、90%、95% 乙醇梯度脱水，每次 1 min；无水乙醇（Ⅰ）1 min，无水乙醇（Ⅱ）1 min；二甲苯（Ⅰ）1 min，二甲苯（Ⅱ）1 min。

9）封片：加拿大中性树胶封片。

10）镜下观察结果：细胞核染成蓝色，细胞质及纤维组织呈深浅不等的红色。

3. 注意事项

1）从小鼠右心室取血时，要缓慢均匀地拉动针栓，过快容易让右心塌陷，取血量偏少。

2）在沿着肝门静脉和肠系膜静脉查找成虫时，切勿用力拉扯，保持肠系膜静脉系统的完整有利于查找成虫。

【作业】

完成实验报告，实验报告内容包括：

1. 记录实验操作步骤。

2. 记录不同感染度小鼠最早排出虫卵的时间，比较各组之间可能的差异及原因。

3. 记录不同感染度小鼠于感染后 42 天回收的虫体的数量。

4. 记录不同感染度小鼠肝的病理变化，比较各组之间的差异，并分析原因。

5. 记录不同感染度小鼠血清中 SEA 特异性抗体的水平，分析抗体滴度及与感染度之间的关系。

【复习思考题】

1. 日本血吸虫的致病机制是什么？

2. 根据实验动物感染解剖结果，理解日本血吸虫对宿主可造成什么损害？

（许　静）

数字课程内容

实验PPT　　复习思考题答案

附　录

寄生虫标本的采集、处理及保存是寄生虫病防治过程中的重要环节。正确采集、处理及保存寄生虫标本不仅可以使寄生虫标本长期保存，有利于快速鉴定寄生虫种类，为教学、科研提供虫种资源，而且可以为制定疾病治疗方案提供科学依据，也为寄生虫病流行病学调查与防控措施的制定提供科学信息。

1. 标本的采集　寄生虫种类繁多，具有独特的生活史和发育过程，每种寄生虫都有独特的宿主和寄生部位，而且各发育阶段的形态特征也不尽相同。因此，我们应该首先要了解寄生虫的生活史、寄生部位、形态特征等，如此才能保障标本的采集工作顺利进行。按照寄生部位，医学寄生虫分为体内寄生虫和体外寄生虫，其采集方法不同。

（1）体内寄生虫标本的采集：体内寄生虫主要寄生于人体的组织、细胞、肠道、循环系统等，寄生于不同部位的寄生虫，标本的采集方法不同：①寄生于肠道内的医学原虫滋养体或包囊及医学蠕虫卵可从宿主排泄物或分泌物中采集；②寄生于肠道内的医学蠕虫成虫可通过药物驱虫后进行采集；③寄生于血液、骨髓、脑脊液中的寄生虫可分别于外周血、骨髓穿刺液、脑脊液中进行采集；④寄生于肝、肺、肌肉等组织内的寄生虫可通过穿刺活检组织进行采集。另外，还可通过动物接种及人工培养的方法进行寄生虫增殖，以提高采集率。

（2）体外寄生虫标本的采集：体外寄生虫主要是医学节肢动物，其标本的采集需根据医学节肢动物繁衍的季节性，在其孳生地和栖息场所进行捕获、采集，如蚊、蝇等；有的医学节肢动物或长期附于宿主体表，或于外界环境中难以搜索，可于人体体表直接采集，如虱、螨等，或当虫体吸血时于人体体表进行采集，如蜱等。

为确保标本信息的完整、详尽，保障标本的使用价值，保障采集人员的人身安全，采集标本时还应做到以下几点：

1）详细记录：标本采集后，应做好详细的记录。记录内容包括：采集人姓名、采集日期、标本名称、采集地点、标本来源、宿主种类、采集宿主的部位等。此外，对医学节肢动物标本还应详细记录采集场所、气候信息等。

2）保持标本的完整性：采集标本时，要求细致操作，需尽量保持标本的完整性，尤其是采集可用于虫种鉴定的重要部位，如昆虫的足、翅，绦虫的头节，线虫的头、尾等。

3）防止人员感染：寄生虫的感染方式因种不同而异，如血吸虫尾蚴或钩虫丝状蚴可侵入皮肤造成人体感染；病媒昆虫可通过叮咬吸血传播虫媒病等。因此，采集人员应具备相关的寄生虫学理论知识，并采取必要的防护和消毒措施，避免采集标本时发生寄生虫感染。例如进行动物解剖采集标本时，要穿戴口罩、护目镜、乳胶手套、防护服，采集后，需对解剖器具和实验台进行消毒；采集医学节肢动物标本时，应防止病媒昆虫的叮咬等。

2. 标本的处理　适宜的标本处理有利于标本的进一步使用及标本的长久保存。正确处理标本应做到以下几点：

（1）标本的处理原则：①采集的标本需按照标本的种类、大小、性质、制作要求，尽快进行适当处理；②需要进行人工培养的标本，应提前做好培养准备；③需要制作玻片的标本，应先用生理盐水清洗标本的污染物，然后浸泡在生理盐水中，以备固定、制作玻片；④不能及时处理的标本，采集后应立即置于4℃冰箱内，但放置时间不宜过久，以免腐烂。

（2）标本的固定：采集的标本，如无需进一步人工培养，应遵守尽快固定的原则。标本经固定处理后，可使虫体或病变组织细胞迅速死亡，细胞内的酶类物质迅速失活，防止组织细胞自溶；细胞内的蛋白质、脂肪、糖类等物质因变性而凝固成不溶物质，防止腐烂、变形，从而保持标本的形态及标本内部结构的完整性，易于进一步长久保存或染色处理。

常用的固定方法主要有两种：①物理固定法，该方法是通过加热和干燥的物理方法对标本进行固定；②化学固定法，该方法是通过化学试剂浸泡的方法对标本进行固定。

用于固定标本的化学试剂称为固定剂或固定液。常用固定液可分为两种：①单纯固定液，如甲醛、乙醇等；②复合固定液，如鲍氏固定液、劳氏固定液、肖氏固定液、布氏固定液等。固定液配制方法见附录二。

3. 标本的保存　固定后的标本如不立即进行切片、染色等处理或检查，则要进行保存处理，以便后期使用。固定后的标本需通过适宜的保存液和保存方法才能够长久保存。常用的保存液为5%甲醛液或70%乙醇；常用的保存方法为：将固定后的标本浸泡在含有保存液的紧塞瓶或紧塞管中，置于阴暗处进行保存备用，且1周内需更换新的保存液，以防止初次使用的保存液浓度被标本中的固定液稀释而影响保存效果。长期保存的标本，可在保存管（瓶）中加入少量丙三醇，以避免保存液蒸发。

保存标本时，还应做好详细标记。在保存管（瓶）外均需贴好标签，详细标注保存标本的信息。标签纸质地要求优良，字迹需以铅笔或黑墨水笔清晰、工整地书写，以便后期核查。使用黑墨水笔书写的标签需经乙醇固定、晾干后置于保存管（瓶）内，以保障字迹在保存液中保持清晰。标注信息应包括：标本名称、采集时间地点、保存液名称、标本来源、宿主种类、采集宿主的部位、采集者、保存者等。

（闫宝龙）

附录二
常用试剂的配制

将寄生虫制成玻片标本，是观察和鉴别其形态结构的重要方法。玻片标本制作过程一般要经过固定、染色、脱水、透明与封片等步骤。固定是将新鲜的标本浸泡在固定液内，使其形态、结构和成分不至于损伤和改变，同时也便于后续的染色以识别细胞结构。所以，选择合适的固定液和染色液是进行寄生虫实验观察的重要步骤。

一、固定液

寄生虫标本制作中常用于配制固定液的试剂有甲醛、乙醇、甲醇、苦味酸、氯仿等。固定液分为单纯固定液和复合固定液两类。单纯固定液虽然配制简便，但往往固定效果不佳。复合固定液由两种以上的试剂配合而成，综合了各种试剂的优点，互补不足。

1. 单纯固定液

（1）甲醛（formaldehyde）：在常温下是一种无色气体，市售甲醛为 37%～40% 水溶液，又称福尔马林（formalin）。甲醛易挥发并有强烈的刺激性气味，同时具有强大的杀菌力，适应于保存大块组织和大型虫体而防止其腐烂；另外其渗透力较强，固定组织均匀，且组织收缩小，有硬化标本的性能；尤其对脂肪和神经的固定效果很好。

用福尔马林液固定和保存标本时，常用的浓度为 5%～10%。配制时按本液浓度（40%甲醛）为百分之百计算，如配 10%福尔马林，即以 10 mL 福尔马林液加 90 mL 水即可，5 mL 福尔马林加 95 mL 水即得 5%福尔马林，以此类推。小型的寄生虫标本一般固定数小时即可，大型虫体和大组织块则需要 1～2 天。

（2）乙醇（ethanol）：通称为酒精，为无色液体，可与水在任意比例下混合，常用浓度为 70%。乙醇具有固定、保存和脱水的性能，且高浓度的乙醇能使标本收缩变硬，且较难渗入到组织内部，所以不宜固定大块组织。固定虫体一般用 70%～100%乙醇浓度，固定时间为 24 h，固定完毕保存于 70%乙醇内。因为乙醇是一种还原剂，可逐渐氧化为醋酸而失效，所以经乙醇保存的标本需每隔 2 年更换 1 次，或在其中加入适量甘油以永久保存标本。

（3）甲醇（methanol）：又名木醇，是一种易燃、有毒的无色液体，其固定性能与乙醇类似，主要用以固定血液、组织液等涂片标本，固定时间为 1～3 min。固定后无需水洗即可染色。

（4）氯化汞（mercuric chloride）：又名升汞，为白色粉末状或结晶，有剧毒，对黏膜有腐蚀性，使用时应特别注意。氯化汞对蛋白质具有极大的沉淀性能，渗透力强，能充分固定细胞核和细胞质，并可增加对酸性染料的亲和力，使标本易被卡红、苏木精所染色，所以是切片技术中的主要化学试剂。氯化汞能使虫体组织收缩，故很少单独使用，常与冰醋酸和甲醛混合使用。常用的浓度为饱和（7%～8%）或近饱和（5%）水溶液。饱和氯化汞水溶液固定时间一般为 1.5～6 h。固定完毕保存于 70% 乙醇中。

（5）苦味酸（picric acid）：为一种有毒的黄色结晶，是一种强酸，味苦，干粉受热易燃烧和爆炸。一般预先配成饱和水溶液备用。苦味酸一般不单独使用，常与甲醛、醋酸等混合使用。苦味酸能沉淀一切蛋白质，但不可固定糖类。且不可固定过久，否则会影响苏木素等碱性染料的染色效果。标本固定后须 70% 乙醇冲洗以脱去黄色的苦味酸。

（6）冰醋酸（glacial acetic acid）：又名冰乙酸，为一种具有强烈刺激性酸味的无色液体，当温度降至 16.7℃ 以下时，会凝成冰状固体而得名。它的渗透力强，能沉淀核蛋白，对染色质的固定效果良好，一般固定时间为 1 h，但对组织有膨胀作用，一般不单独使用，而常与容易引起标本收缩的其他固定液如乙醇、甲醛、氯化汞等混合使用。

（7）氯仿（chloroform）：为一种无色液体，与阳光、空气等接触后能逐渐分解并产生有毒气体，故应装入棕色玻璃瓶中避光保存。它的挥发性强，具有麻醉作用，常与冰醋酸、乙醇、苦味酸等混合使用，可助溶液侵入组织，使昆虫表皮柔软，故常用于固定双翅目昆虫。

2. 混合固定液

（1）鲍氏（Bouin）固定液

饱和苦味酸溶液	75 mL
40% 甲醛溶液	25 mL
冰醋酸	5 mL

该固定液渗透力强，固定均匀，组织收缩少，可显示组织的细微结构。适用于固定昆虫、吸虫及一般动物组织。固定时间一般为 12～24 h，小型虫体固定数小时（4～16 h）即可。固定后，用 70% 乙醇洗涤十余小时，直至黄色苦味酸脱除为止。若加少许碳酸锂，可提高冲洗效能而缩短冲洗时间。本剂宜临用时配制，不可久藏，否则可因氧化还原反应而影响固定效果。

（2）卡氏（Carnoy）固定液

纯乙醇	60 mL
氯仿	30 mL
冰醋酸	10 mL

该固定液中纯乙醇固定细胞质，冰醋酸固定染色质，渗透力强，对外膜致密不易渗入的组织尤其适用，固定后适合各种染色。多用于细胞学制片，也适用于固定肠内原虫和某些吸虫、绦虫标本。固定时间上大型标本一般为 3～4 h，小型虫体一般 0.5～1 h。固定后，用 95% 乙醇洗涤 2 次，之后移入石蜡或保存于 80% 乙醇中。

（3）布氏（Bless）固定液

70% 乙醇	90 mL
甲醛	7 mL

冰醋酸	3 ~ 5 mL

配制此固定液时先将 70% 乙醇和甲醛混合好，冰醋酸宜于用前加入。此液渗透力强，适用于固定昆虫幼虫及成虫内部器官，亦可固定小型吸虫或绦虫。固定时间为 3~12 h，固定后用卡红或苏木素类染料染色效果均较好。

（4）劳氏（Loss）固定液

饱和氯化汞水溶液	96 mL
冰醋酸	4 mL

本固定液需临用时配制。适用于固定寄生虫病变标本、切片标本以及小型吸虫和绦虫。固定时间一般为数小时，因其渗透性较弱，固定后更换于加碘液的 70% 乙醇中脱汞处理，最后保存于 70% 乙醇内。

（5）肖氏（Schaudinn）固定液

饱和氯化汞水溶液	66 mL
95% 乙醇	33 mL
冰醋酸	5 mL

配制此固定液时先将 95% 乙醇和饱和氯化汞水溶液混合好，冰醋酸宜于临用前加入以防止细胞过分收缩。适用于固定肠内原虫，如阿米巴和鞭毛虫。固定时间一般为 10 ~ 60 min，固定后更换于加碘液的 70% 乙醇中脱汞处理。

（6）聚乙烯醇（polyvinyl alcohol，PVA）固定液

氯化汞	4.5 g
95% 乙醇	31 mL
冰醋酸	5 mL
甘油	1.5 mL
聚乙烯醇	5.0 g
蒸馏水	62.5 mL

此固定液是在肖氏固定液的基础上改良而成。将聚乙烯醇 5.0 g 加入 1.5 mL 甘油中用玻璃棒搅拌至所有颗粒均被甘油包被，之后加入蒸馏水即为 PVA 混合物，在此混合物中加入肖氏液，震荡混合，充分溶解直至溶液清亮。适用于固定肠内原虫。PVA 固定液应保存在有玻璃塞的瓶中。

（7）甲醛、乙醛、冰醋酸（formalin alcohol and acetic acid，FAA）固定液

甲醛水溶液	10 mL
95% 乙醇	50 mL
冰醋酸	5 mL
蒸馏水	45 mL

此固定液又称标准固定液或万能固定液。适用于固定线虫，可使其横纹结构清晰便于观察。

二、染色液

寄生虫实验中染色的目的是通过染料将虫体组织和细胞的不同部分染成深浅不同的颜色，产生不同的折光率，以便于观察虫体形态结构，达到鉴别虫种的目的。

（1）乙醇硼砂卡红（alcohol borax carmine）染色液

4% 硼砂水溶液	100 mL
70% 乙醇	100 mL
卡红	1 g

将卡红加入硼砂水溶液中煮沸 5 min 使其溶解，然后加入 70% 乙醇，2 ~ 4 h 后过滤备用。适用于染整体蠕虫标本。染色时间一般为 4 ~ 24 h，可染成深红色，用盐酸乙醇分色至粉红。主要为细胞核染剂，细胞质也可着色，但较浅。

（2）明矾卡红（alum carmine）染色液

4% 钾明矾水溶液	100 mL
卡红	1 g

将卡红加入钾明矾水溶液中煮沸 20 min 使其溶解，冷却过滤后加入数滴防腐剂（如40% 甲醛备用。此染液制备简单，但染色力较弱，适合除大型标本外的各种寄生虫标本染色。

（3）铁苏木素（iron hematoxylin）染色液

95% 乙醇	100 mL
苏木素	1 g
硫酸铵铁	1 g
硫酸亚铵铁	1 g
盐酸	1 mL
苦味酸	25 mL

将苏木素 1 g 与 95% 乙醇混合后置于光下 1 周后过滤制成贮存液 A，将硫酸铵铁 1 g 以及硫酸亚铵铁 1 g 与 1 mL 盐酸和 97 mL 蒸馏水混匀后制成贮存液 B，而苦味酸 25 mL 加入 25 mL 蒸馏水中制成褪色液。染色液于染色前 4 h 配制，即将贮存液 A 和贮存液 B 各25 mL 混合而成。适用于粪便标本中阿米巴、鞭毛虫包囊和滋养体的染色。

（4）哈氏（Harris）苏木素染色液

苏木素	1 g
95% 乙醇	10 mL
铵（或钾）明矾	20 g
蒸馏水	200 mL
氧化汞	0.5 g

先将苏木素置于 95% 乙醇中煮沸几分钟至充分溶解制成 A 液，另将铵或钾明矾在200 mL 蒸馏水中煮沸 20 min 左右至充分溶解制成 B 液。待明矾全部溶解，再将 A 液滴入正在煮沸的 B 液，再缓缓加入氧化汞混合后继续煮沸 3 ~ 5 min。此时液体变为深紫色，即将烧瓶放于流动冷水中快速冷却，置于室温 24 h 后过滤，最后储存于棕色瓶中避光保存。适用于小型吸虫的整体染色，对原虫、蠕虫和昆虫标本的内部结构染色效果也不错。

（5）瑞特（Wright）染色液

瑞特粉	0.5 g
中性甘油	3 mL
甲醇	97 mL

先将瑞特粉置于研钵中并加入甘油充分研磨后加入甲醇冲洗,置于棕色玻璃瓶中充分摇匀后塞紧瓶口,置于室温下阴暗处 1~2 周后过滤使用,也可置于 37℃温箱中 24 h 后过滤备用。适用于血液、骨髓液、组织液内病原体的染色,如疟原虫血涂片的染色。

(6)吉姆萨(Giemsa)染色液

吉姆萨粉	1 g
中性甘油	50 mL
甲醇	50 mL

将吉姆萨粉置于研钵中并加入少量甘油充分研磨 30 min 后,继续加入甘油研磨后,倒于烧瓶中置于 60℃恒温水浴锅内 2 h,冷却后加入甲醇,充分摇匀后置于棕色瓶中,室温下阴暗处 1~3 周后过滤使用,也可置于 37℃温箱中 24 h 后过滤备用。适用于血液、骨髓液、组织液内病原体的染色,如疟原虫血涂片的染色。

(7)改良抗酸(modified acid-fast)染色液

A 液		B 液		C 液	
碱性复红	4 g	纯硫酸	10 mL	孔雀绿	2 g
95% 乙醇	20 mL	蒸馏水	90 mL	蒸馏水	100 mL
苯酚	8 mL				
蒸馏水	100 mL				

以上 A、B、C 液不能混合使用,需按顺序单独使用,先滴加 A 液于样本上,1~10 min 后水洗再滴加 B 液,1~10 min 后水洗再滴加 C 液,1 min 后水洗晾干即可。适用于隐孢子虫卵囊的染色,卵囊染成玫瑰红色,其他非特异性背景颗粒染成蓝绿色。

(8)金胺-酚(auramine-phenol)染色液

A 液		B 液		C 液	
金胺	1 g	盐酸	3 mL	高锰酸钾	0.5 g
苯酚	5 g	95% 乙醇	100 mL	蒸馏水	100 mL
蒸馏水	100 mL				

以上 A、B、C 液不能混合使用,需按顺序单独使用,先滴加 A 液于样本上,10~20 min 后水洗再滴加 B 液,1 min 后水洗再滴加 C 液,1 min 后水洗晾干即可。适用于隐孢子虫卵囊的染色,卵囊为乳白色略带绿色,卵囊周围深染,中央淡染。

(9)苯酚复红(carbol fuchsin)染色液

碱性品红	1 g
95% 乙醇	10 mL
5% 苯酚溶液	100 mL

将碱性品红溶解于 95% 乙醇中,然后加入 5% 苯酚溶液即可。适用于昆虫(含几丁质)标本的染色。此染色液通常稀释 5~10 倍使用,稀释液容易变质失效,故一次不宜多配。

(刘　涵)

参 考 文 献

1. 高兴政.医学寄生虫学应试指南［M］.3 版.北京：北京大学医学出版社，2017.

2. 陈建平，王光西.人体寄生虫学彩色图谱［M］.2 版.成都：四川大学出版社，2020.

3. 李朝品，高兴政.医学寄生虫图鉴［M］.北京：人民卫生出版社，2012.

4. 吴观陵.人体寄生虫学［M］.4 版.北京：人民卫生出版社，2013.

5. 吴忠道.临床寄生虫学与检验［M］.4 版.北京：中国医药科技出版社，2019.

6. 梁韶晖.医学寄生虫学［M］.北京：高等教育出版社，2013.

7. 何蔼.人体寄生虫学实验指导［M］.3 版.北京：人民卫生出版社，2018.